书中所有患者名字均为化名

"乳"影随"形"

乳腺癌患者放疗指南

北京协和医院肿瘤放疗科副主任医师

沈捷 著

中国妇女出版社

图书在版编目（CIP）数据

"乳"影随"形"：乳腺癌患者放疗指南 / 沈捷著
. —— 北京：中国妇女出版社，2024.6
ISBN 978-7-5127-2350-4

Ⅰ.①乳…　Ⅱ.①沈…　Ⅲ.①乳腺癌-诊疗-指南
Ⅳ.①R737.9-62

中国国家版本馆CIP数据核字（2023）第239922号

责任编辑：王海峰
封面设计：末末美书
责任印制：李志国

出版发行：中国妇女出版社
地　　址：北京市东城区史家胡同甲24号　　邮政编码：100010
电　　话：（010）65133160（发行部）　　65133161（邮购）
网　　址：www.womenbooks.cn
邮　　箱：zgfncbs@womenbooks.cn
法律顾问：北京市道可特律师事务所
经　　销：各地新华书店
印　　刷：小森印刷（北京）有限公司

开　　本：150mm×215mm　1/16
印　　张：13
字　　数：120千字
版　　次：2024年6月第1版　　2024年6月第1次印刷
定　　价：49.80元

如有印装错误，请与发行部联系

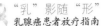
推荐序一

作为一名多年致力于肿瘤放疗的临床医生，我深知乳腺癌放疗相关知识在公众心中的缺失及其重要性。从这个角度来讲，本书无疑是一部开创性作品，它不仅深入浅出地介绍了乳腺癌放疗的科学原理，更重要的是，它在医学知识与患者的实际需求之间建立了很好的联系。

在乳腺癌的治疗中，精准放疗的重要性日益凸显。本书深入浅出地解释了如何利用先进的影像技术来指导放疗，以确保治疗尽可能精确和有效。这不仅是技术上的突破，更有助于患者生命质量的极大提升。随着放疗精度的提高，治疗引起的副作用和并发症显著减少，这对于患者来说意义重大。

在现实生活中，患者甚至公众对于乳腺癌的放疗是陌生而畏惧的。本书巧妙地将复杂的医学知识转化为易于理解的语言，使普通读者有机会更深入地理解乳腺癌的放疗。本书不仅介绍了乳腺癌放疗的技术细节，还关注了患者在治疗过程中的心理体验，提供了全面的支持和指导。

我对本书的科学性和实用价值给予高度评价。我相信，这本书不仅对患者和家属有巨大帮助，对放疗科医生和其他医疗专业人士而言也是一份宝贵的资源。它架起了一座桥梁，让专业知识更加贴近公众，让乳腺癌的治疗更加明晰和人性化。

张福泉
北京协和医院主任医师、康复医学与理疗学系主任，
教授、博士研究生导师
2024 年 4 月

推荐序二

　　作为一名乳腺外科医生，我有幸见证并参与
了乳腺癌治疗技术的诸多进步。在这个多学科协
作日益重要的时代，作为乳腺癌治疗的核心环节，
放疗日益受到重视，其科普的重要性因此不容忽
视。本书专注于乳腺癌的放疗，对于乳腺外科医
生、乳腺癌患者来说，无疑是一份宝贵的财富。

　　乳腺癌的治疗是一个复杂的过程，涉及手术、
放疗、化疗等多种治疗方式。在这个综合治疗体
系中，放疗的作用尤为关键。本书详细解读了放
疗在乳腺癌治疗中的地位与作用，尤其对影像引

导下的精准放疗技术进行了深入探讨。这种精准放疗技术不仅可提高治疗效果，更重要的是，在减轻患者痛苦和副作用方面有显著成效。

本书对放疗技术的介绍不仅限于其科学原理，更重要的是，它还深入探讨了这些技术的临床应用，以及与其他治疗方式的协同配合。这不仅可为专业人员提供宝贵的参考，也可为广大患者及家属提供深刻的指导，有助于他们更好地理解和参与治疗过程。

本书还特别关注患者在治疗过程中可能遇到的困难和挑战，如放疗引起的副作用、心理压力等。书中不仅提供了实用的应对策略，还传递了深切的关怀和支持。这种以患者为中心的视角，对于提高患者的治疗依从性和生活质量，具有不可估量的价值。

正是基于以上原因，作为一名乳腺外科医生，我深感本书不仅仅是一本科普书。它不仅向公众传达关于乳腺癌放疗的重要知识，还强调医患沟通的重要性。我坚信，这本书会成为无数乳腺癌患者和医疗工作者的临床应用宝典，可指导他们在乳腺癌治疗中轻松前行。

我强烈建议所有关心乳腺癌治疗的医生、患者及家属好好读读本书。在这本书的指导下，我们定能更好地理解放疗在乳腺癌治疗中的重要性，共同推动乳腺癌治疗向更高的水平迈进。

周易冬
北京协和医院主任医师、乳腺外科主任，
硕士研究生导师
2024 年 4 月

目
录

CONTENTS ————————————————————

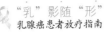

"乳"影随"形"
乳腺癌患者放疗指南

01

这6点让你更懂乳腺癌

乳腺癌是女性健康的"头号杀手"。形势如此严峻，公众对乳腺癌的认知却不乐观，对于乳腺癌治疗方法的了解更是匮乏。

"乳"影随"形"

乳腺癌患者放疗指南

在现实生活中，乳腺癌是一个我们无法避免却又很难直视的话题。

世界卫生组织 2021 年统计数据显示，2020年，全球确诊癌症患者高达 1930 万人，死于癌症的人高达 1000 万。其中，约七成的死亡发生在中低收入国家，乳腺癌更是首度超越肺癌，成为世界上最常见的癌症。乳腺癌是女性健康的"头号杀手"。形势如此严峻，公众对乳腺癌的认知却不乐观，对于乳腺癌治疗方法的了解更是匮乏。

乳腺位于皮下浅筋膜的浅层与深层之间，是一种人体器官，主要由输乳管、乳腺小叶和腺泡组成。乳腺癌是源于乳腺组织的恶性肿瘤。如果按照组织学分类，乳腺癌分为原位癌和浸润癌，后者又包括浸润性导管癌、浸润性小叶癌、髓样癌等。我们平时最常见的是浸润性导管癌，它在全部乳腺恶性肿瘤中的占比为 70% 以上。

在从事乳腺癌临床工作的 20 多年里，我见过的最年轻的乳腺癌患者只有 18 岁。得知自己患上乳腺癌时，她看上去并不害怕，十分懵懂，她的家人反而比她更害怕、焦虑、无助。

多数乳腺癌患者为 40 ~ 60 岁，正值壮年，在家庭、职场中扮演着重要角色，一旦病倒，会对家庭、社会造成很大的损失。

我的一个患者李女士，50 岁出头，是某知名公司的部门经理，也是一个三口之家的母亲。当她得知自己患有乳腺癌时，她的第一反应是震惊和不相信："我经常做体检，也很关注自己的饮食。"冷静下来后，她只能面对现实。然而，还有一个更加让她伤心的现实——她根本"没时间"

生病。

　　换句话说，生病对她来说，成本太大了。在家庭中，她是那个组织家庭活动、活跃家庭气氛、确保每位家庭成员的需求得到满足的关键角色。在工作中，她是一名出色的领导，有超过30名员工每天向她汇报工作，并且每天都有大大小小的会议等她主持。在社区，她是一个活跃的志愿者，小区里的人都叫她"热心肠的李大姐"。而突然袭来的乳腺癌，或许会将这一切统统打碎。

　　精神病学家伊丽莎白·库伯勒·罗斯提出，人在面临悲伤时会经历否认、愤怒、讨价还价、绝望和接受五个阶段，这也是大部分乳腺癌患者得知自己患病以后的情绪反应过程。

　　李女士也是这样，开始时觉得自己注重养生、不可能得癌症（否认），然后备感愤怒、绝望，最后只能无奈地接受现实。

　　每次面对患者这样的心路历程，作为一名肿瘤放疗科的医生，我都很想做些什么，以让刚确诊恶性肿瘤的病人更早、更快地与自己和解，然后理智面对治疗，早日回归健康和美丽。

以下 6 个关键点是我最想提醒大家的。也许，很多人都知晓乳腺癌的一些基本常识，但这 6 点很少有人知道。

一、早期筛查十分重要

很多人认为，除非有乳腺癌家族史，否则不需要定期进行乳腺检查。实际上，早期乳腺癌的临床治愈率可达 90% 甚至以上，通过早筛查、早发现、早诊断、早治疗，可以大大提高乳腺癌的治愈率。

二、男性也会得乳腺癌

女性乳腺癌的发病率高于男性，这是事实。但男性也有乳腺，也可能患乳腺癌。然而，男性乳腺疾病常常被忽视，导致男性乳腺癌往往在较晚阶段才被发现。如此，男性乳腺癌在治疗上困难重重。本书重点讲解女性乳腺癌治疗的相关知识。

三、生活方式与乳腺癌的发生息息相关

纵然一些乳腺癌的发生与易感基因的突变有关，然而饮食、运动、体重管理等在乳腺癌的预防中仍扮演着重要的角色，但这一点经常被大众忽视。好的生活方式是预防乳腺癌安全、廉价、可行的策略，戒烟戒酒、坚持锻炼、健康饮食或许才能真正让我们远离疾病。

四、治疗后可能存在长期影响和后遗症

乳腺癌的治疗可能会导致一系列的长期影响，比如淋巴水肿、神经痛、骨密度降低等。很多患者或亲属以为切除病灶就万事大吉，往往会忽视后遗症。现实生活中，这些后续疾病因人而异，其发生程度与表现不同，对患者的生活质量的影响也不同。

五、年轻女性患乳腺癌的概率增加

随着生活节奏的加快和工作压力的增强，乳腺癌的发病率逐年递增。甚至有研究表明，乳腺癌的发病人群正在逐步"年轻化"。许多人或许认为，乳腺癌是中老年女性才可能得的疾病，事实上，年轻女性也可能患乳腺癌。

六、乳腺癌常伴"心理劫"

作为女性群体中最多发的恶性肿瘤之一，乳腺癌给患者的身体、心理、家庭和日常生活带来的影响是深远且多维的。乳腺癌是一种身心疾病，在其发生、发展、治疗及转归过程中，患者有可能遭遇心理上的"劫难"。在乳腺癌诊疗期间，手术、化疗、放疗等会导致患者身体疼痛、疲劳，或体形发生变化，以致引发焦虑、抑郁、自尊心受损等问题。治疗也可能导致工作中断、家庭关系紧张和日常活动受限。除了需要生理层面的治疗，乳腺癌患者还需要一定程度的心理治疗和情感支持，以应对与癌症相关的心理压力。

人人知晓疾病很可怕，殊不知，不了解如何应对疾病更可怕。希望更多的人了解这6点。对抗乳腺癌不应该是医生或患者单打独斗，医患互助才是战胜疾病的最大动力。

02

乳腺癌，一个超复杂话题

　　乳腺癌，是一个庞大的语境，也是一个复杂的话题。科学应对乳腺癌，需要我们在个人、家庭、社会层面加以多重考虑，因为乳腺癌会在这些方面造成重大负面影响。

"乳"影随"形"
乳腺癌患者放疗指南

手术之后，照镜子成为小怡最害怕的事，因为在熟悉的镜子里，她看到的是一个只有一侧乳房的陌生女人。自从接受了乳腺癌切除手术，小怡对自己的认知变了。

　　这种变化是空荡荡。她每次穿上连衣裙，胸前空荡荡的一侧让她感觉自己好像被扔进了一个巨大的空间里，无所依托。平时，她会选择宽松的 T 恤，尽量掩盖自己的身体变化。

　　这种变化是害怕。每当孩子冲过来抱她的时候，她都怕孩子突然意识到她的不同，怕孩子对她产生怀疑。

这种变化是敏感。她总能感觉到丈夫的目光中有些许闪躲、嫌弃等意味。自从手术后，她十分抗拒夫妻生活，她不愿让丈夫看到她的身体，不愿承受那失落、同情的目光。实际上，她丈夫的闪躲是怕伤害她，怕她产生自卑。

她经常这样思考：之前那个有魅力、充满自信的女人哪里去了？她是否还能像以前那样，无所顾忌地与家人分享生活？虽然她已从乳腺癌这个病魔的手中逃了出来，但疾病给她的身体、她的心理、她的家庭生活留下了不可逆的伤害。

从医这些年，我见证了不少悲欢离合。有些久病的患者逐渐被家人放弃，有些病人则得到了家人坚定的支持、无私的帮助。

乳腺癌，是一个庞大的语境，也是一个复杂的话题。科学应对乳腺癌，需要我们在个人、家庭、社会层面加以多重考虑，因为乳腺癌会在这些方面造成重大负面影响。

一、对患者身体的影响

乳腺癌的治疗可能包括手术、放疗、化疗、激素治疗等，每种治疗都有其特定的副作用。比如：手术可能导致乳房部分或全部切除，这对女性的身体形象和自尊心将产生重大负面影响；化疗和放疗常常导致患者感到持续疲劳，还可能导致皮肤问题、头发脱落、消化不良；等等。

二、对患者心理的影响

乳腺癌的诊断、治疗和复发都会引发患者担忧，进一步导致患者持续性焦虑。患者关于未来的不确定性、身体形象的改变和潜在的死亡风险的想象，有可能导致抑郁。乳腺癌还可能彻底改变一个女性在家庭、工作和社会中的角色认知。

三、对患者家庭的影响

乳腺癌手术、放疗、化疗等均会给家庭带来不小的经济压力；患者的情绪和身体状况可能会影响其与伴侣、子女和其他家庭成员的关系；护理和照顾患者可能影响家庭成员的生活、学习、工作和心理状态；等等。

四、对患者生活的影响

由于持续疲劳、治疗过程漫长、心理状态不佳等因素，患者可能无法继续工作或需要调整工作计划。患者无法进行高体力社交活动，同时会害怕别人异样的目光。病情比较严重的患者受身体和心理状况影响，可能无法进行正常的日常活动。

以上这些是我接触到的大部分女性患者都遭遇过的，这些甚至引发了她们的"身份认同危机"。

乳腺癌手术，尤其是乳房切除术，可能导致乳房形态发生显著变化。有些女性因此可能会觉得自己在性方面不再具有吸引力甚至失去性欲，这对她们的亲密关系将造成巨大影响。有些治疗可能会影响患者的生育能力，这对于还未生育或仍有生育需求的女性将是一个沉重的打击。有的女性由于治疗和恢复暂时或长期不能工作，可能导致她们感到失落，产生自卑感。面对癌症，有很多女性可能会经历一系列持续的情绪波动和巨大的心理压力，出现抑郁、焦虑等心理问题。

当亲友被诊断患有乳腺癌时，身为普通人，我们需要面对的议题也是复杂的。所幸，我们能提供的支持往往是宝贵且有效的。下面是一些建议，我希望帮助你为生病的亲友提供最有意义的支援。也即，有亲友生病时，你可以给她这些支持。

一、倾听

你需要让她知道，任何时候，你都愿意倾听她的想法和感受。

二、提供信息

要帮助她寻找关于乳腺癌的可靠信息。有时，过多的信息可能会让人感到困惑，但正确的、专业的信息可以帮助她更好地理解疾病。

三、陪同就医

如果可能的话，尽可能陪她去医院，这样不仅可以及时为她提供情感支持，还可以在医生解释病情时帮忙记录重要信息。

四、提供生活帮助

治疗期间，她可能会感到身体不适或者十分疲劳，要尽可能帮她做饭、洗衣、购物等。

五、提供心理支持

乳腺癌的诊断和治疗对患者及其家庭都是一个巨大的打击，建议带她寻找专业的心理咨询师或经验丰富的心理医生，寻求专业心理帮助。

六、寻找团体支持

让她知道社会上有很多乳腺癌患者互助团体，在那里可以找到许多同病相怜的朋友，可以互通信息、彼此支持，这是十分重要的。

七、让她养成良好的生活习惯

有研究表明，适当运动和健康饮食有助于缓解癌症治疗的副作用，提高生活质量，所以一定要引导、鼓励、监督患者适当运动、健康饮食。

八、保持乐观

你的态度会影响患者，要尽量在她面前保持积极、乐观的生活态度，但也要真实地面对和表达自己的感受。

九、尊重她的决策

每个人的治疗方案都是基于个人的情况确定的，一定要支持并尊重她的选择，即使你不完全同意。

十、记住，你也需要支持

看到亲人或朋友受苦，你可能会感到无助或沮丧。在为对方输出情绪价值的同时，你要为自己寻找一个倾诉或获得支持的途径。

面对乳腺癌，患者要走出对自己疾病不能接纳的误区；医生要负责向大众科普乳腺癌知识，鼓励大众定期检查，确保早期发现和有效治疗；患者亲友要给患者提供持续稳定的帮助与支持。这样，我们才能同心协力对抗乳腺癌。

03

保乳还是切除？或者还有别的选择吗

　　新辅助治疗为我们提供了一个预览版
的治疗方案，可让我们更早地对癌症发起
攻击，为接下来的手术和后续治疗做充分
的准备。

"乳" 影随 "形"
乳腺癌患者放疗指南

你知道吗？乳腺癌治疗，可以"提前预览"。

这是乳腺癌治疗领域的一个术语，你可能会觉得有点陌生，它叫作"新辅助治疗"（Neoadjuvant Therapy）。那么，它是什么？为什么医生如此重视它？接下来，我带你探索一下它的奥秘。

通俗地讲，新辅助治疗其实是指在进行主要治疗（如手术）之前对患者进行治疗。在乳腺癌的治疗中，它通常指化疗或放疗。

可能有人会问：为什么不直接进行手术呢？

大家可以想象一下：假如你正在玩一个拼图，但这个拼图的某些部分体积太大，根本不方便拼接，所以你得想个方法让它变小，以便操作。这就是新辅助治疗的主要意图：通过治疗使肿瘤缩小，让手术更为顺利。

这样做有什么好处呢？

一、更有助于手术顺利进行

对于大的乳腺肿瘤而言，可能很难完全切除，切除后可能影响乳房的形状。通过新辅助治疗，可使肿瘤的体积缩小。这可使手术更加简单，理想情况下甚至可采取保乳手术。

二、可以提前"预览"治疗效果

新辅助治疗可以让医生和患者提前看到某种治疗对肿瘤的治疗效果。如果某种治疗方法有效，那么手术后便可采用相同的治疗策略。

三、可以对隐匿的癌细胞提前发起攻击

有时虽然肉眼看不到或设备检测不到，但癌细胞可能已经开始在身体其他地方扩散。新辅助治疗提供了一个机会，在手术之前便可对这些可能存在的癌细胞进行攻击。

这样一来，患了癌的乳腺才更有可能作为一个完整的器官得以保留，才有可能最大程度降低乳腺癌对女性生理和心理的影响。从这个角度，新辅助治疗听起来很不错，对吧？但我必须泼一小盆冷水：不是所有乳腺癌患者都适合新辅助治疗，这取决于肿瘤的大小、类型、位置等多种因素。医生要做的，就是根据每个患者的具体情况，制定最合适的治疗计划。

总的来说，新辅助治疗为我们提供了一个预览版的治疗方案，可让我们更早地对癌症发起攻击，为接下来的手术和后续治疗做充分的准备。要知道，在与癌症的斗争中，每一

秒都无比珍贵，新辅助治疗可为我们赢得宝贵的时间。

　　还有一个问题我必须予以解释。当我们提到乳腺癌的新辅助治疗时，很多人经常听到的是"新辅助化疗"。那么，有些人就会问了：放疗、化疗都是治疗，新辅助治疗为什么不用放疗呢？

　　原因主要与以下几点有关系。

一、放疗与组织损伤

　　放疗可以杀死癌细胞，但同时也可能损伤周围的正常组织。如果在手术之前进行放疗，可能导致组织愈合困难，从而影响手术和术后恢复。

二、乳腺癌的特性

　　乳腺癌的生长和扩散受激素、遗传等很多因素影响，化

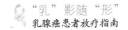
疗药物能够在全身范围内对抗癌细胞，相比放疗更适合应对癌组织的复杂性。

三、系统治疗的需求

化疗是一种系统治疗，这意味着它可以作用于全身，有助于消灭可能已经扩散到身体其他部位的癌细胞。而放疗则是局部治疗，主要针对某一个特定区域。

四、治疗效果的判断

新辅助治疗可以帮助医生判断治疗的效果。化疗对肿瘤的治疗效果容易被观察到，而放疗引起的肿瘤变化相对并不明显，不易为手术提供清晰的指引。

那么，放疗在乳腺癌治疗中就完全没有用吗？

当然不是。在手术后，放疗将作为一个重要的治疗环节隆重登场，尤其对于选择保乳手术的患者而言。放疗可以降低癌细胞复发的风险，帮助我们尽可能消灭所有癌细胞。

每种治疗方式都有独特的作用和价值。治疗乳腺癌，需要我们医生根据每个患者的具体情况，与患者一起配合，确定治疗方案。

一直以来，我都有一种感觉，我所遇见的乳腺癌患者保留乳腺的要求不是很强烈。很多人患病之后，或许是出于对疾病的恐惧，或许是出于对治疗手段的认识不足，往往更倾向于将乳腺切除。很多年前，我出国进修时意外地发现，国外的乳腺癌患者更加重视乳腺这一器官的完整性，很多女性患乳腺癌后都特别强烈地要求保住乳腺，而不是一切了之。很多患者甚至会在手术前或做其他治疗前，在乳房上写上"mine"（我的）。

作为医生，看到这种现象，我很惊讶。作为一个普通人，看到这种现象，我很震动。新辅助治疗的起因和初衷是，面对疾病，我们要果断，不要武断。也即，我们首先要考虑能不能保住乳腺，后续再通过放射治疗，实现最佳治疗效果。

这也是"幸福治疗"的初衷和源头。我相信，随着医学技术手段的进步，在保证疾病得到有效治疗的前提下，我们对身体的完整性看得越来越重，医生也越来越重视对患者的人文关怀。

当医生与病人的思想、感受融为一体时，乳腺癌治疗的"余地"会越来越大，这可使患者离疾病及其治疗带来的痛苦越来越远，感受到越来越多幸福和圆满。无论如何，在当下，新辅助治疗可为乳腺癌患者带来新的治愈希望。

04

熟悉的"陌生人"——乳腺癌放疗

　　放疗固然会引起一些人的恐惧或顾虑，但通过不断的学习，患者一定可以更加自信地面对它。我们需要了解放疗的原理和过程，明确并相信它在乳腺癌治疗中的重要性。

"乳" 影随 "形"
乳腺癌患者放疗指南

乳腺癌是影响无数家庭和个体的一种疾病，其治疗方法多种多样。通过前面的文章，你对手术治疗和化疗已经有所了解。现在，我要和大家探讨另外一种非常重要而又常被误解的治疗方法——放射治疗。

我曾经接诊过一个乳腺癌患者小芳，她是一位中学老师。在门诊和她讨论病情时，我提到了放疗，她脸色突变："最好还是不要了吧，辐射太大了。"我想，她之所以如此拒绝，会不会是因为联想到了原子弹爆炸或核电站泄漏造成的核辐射呢？这种"谈放疗色变"的情况在患者当中普遍存在。在她们的认知里，放疗与核爆炸、核泄漏等紧密关联在一起。

这样的恐惧使得很多患者犹豫是否要接受放疗。这也是我写这本书，并给它起名为《"乳"影随"形"：乳腺癌患者放疗指南》的初衷之一。科普知识，消解患者的恐惧，让患者端正想法，是我身为一名医生的责任。

放射治疗，简称放疗，当然也有很多患者朋友称它为"照光"或"烤电"。它是利用高能射线来杀死癌细胞或抑制癌细胞的生长。这种治疗方式可以非常精准地锁定肿瘤区域，减少对周围健康组织的损伤。它可以用来治疗各种各样的癌症，也可以治疗乳腺癌。

实际上，"烤电"这个叫法离真正意义上的放疗有点远。放疗本质上是生物学治疗，与简单的烤电有本质区别。而"照光"则是一种形象化的叫法，强调放疗的方式。

1895 年 11 月 8 日，德国物理学家伦琴发现了 X 射线。19 世纪末期，镭的巨大效能又揭示了放射线出人意料的新特质：X射线不仅可以携带辐射能量穿透人体组织，更能够深入组织内部释放能量。自此，癌症研究者开始重视应用X射线选择性杀灭快速分裂的细胞。

1896年，21岁的米埃尔·格拉比在芝加哥研读医学时突发奇想：是不是可以用X射线来治疗癌症呢？同年3月29日，在位于芝加哥霍尔斯特德大街的一家射线管厂内，格拉比临时制作了一只X射线管，用来治疗罹患乳腺癌的老年妇女罗丝·李。罗丝·李在做了乳房切除手术后，癌症很快复发。她胸部长出了一个巨大的肿瘤，这令她十分痛苦。实际上，格拉比做这一切只是为了实验数据，没有奢望取得任何临床效果。

连续18个晚上，格拉比用射线管对罗丝·李的肿瘤进行照射。治疗过程十分痛苦，他们却意外地小有收效。很快，格拉比发现，罗丝·李的乳腺肿瘤发生了溃烂和缩小。这是X射线治疗史上的里程碑。然而，几个月之后，罗丝·李开始出现眩晕和呕吐。她的恶性肿瘤已转移到了脊柱、脑、肝等部位，没多久她就去世了。由此，格拉比得出一项重要结论：X射线只可用于治疗原位肿瘤（原位癌），对于转移后的肿瘤的治疗效果微乎其微。

格拉比受到巨大鼓舞，他开始深入研究——利用 X 射线治疗原位癌，相关经验与技术随之不断发展、成熟。很快，X 射线诊室在欧洲和美国如雨后春笋般涌现出来，肿瘤医学的一个新分支——放射肿瘤学就这样诞生了。

20 世纪初，虽然距伦琴发现 X 射线只有十余年，但是医生们越来越相信放疗可以治愈癌症。1901 年，一位芝加哥医生说："我完全看不出这种治疗方法有什么局限性，我相信它可以治愈所有癌症。"

以上内容来自美国作家悉达多·穆克吉所著《癌症传：众病之王》。读了上面的故事，我们更容易理解一件事：在乳腺癌的治疗中，放疗的地位不可小觑。随着医疗技术的进步，放疗已经成了治疗乳腺癌一个不可或缺的环节。大规模的临床数据告诉我们，放疗至少有以下作用。

1. 降低癌症复发率。即，通过消灭可能残留的癌细胞，降低癌症复发的概率。

2. 可以用作保乳手术的辅助治疗。放疗有助于保持乳房

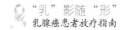
的形状和功能，以及将癌症控制在可管理的范围内。

3. 降低转移的风险。对发生淋巴结转移的患者而言，放疗有助于降低癌细胞转移的风险。

那么，哪些患者适合放疗呢？其实，放疗并不适合所有乳腺癌患者。它的使用取决于多种因素，比如癌症的类型、发展阶段、手术效果、个体的健康情况等。以下情况可能是放疗的适应证。

1. 保乳手术后，为了降低复发的风险，通常需要进行放疗。

2. 如果癌症已经转移到淋巴结，放疗有助于降低复发和进一步转移的风险。

3. 对于高复发风险患者，放疗是重要的预防措施。

现代放疗技术已经经历过显著、飞速的发展和不断论证，它的安全性和有效性毋庸置疑。现代放疗设备有精准而清晰的影像学设备，如同高精度武器一般，可非常精准地定位肿瘤这个狡猾的"敌人"的位置，从而减少对周围正常组织的损伤。同时，医生还会根据每个人的具体情况定制个性化的放疗方案，确保既有效又安全。

放疗固然会引起一些人的恐惧或顾虑，但通过不断的学习，患者一定可以更加自信地面对它。我们需要了解放疗的原理和过程，明确并相信它在乳腺癌治疗中的重要性。我们要敢于、善于与医生沟通，分享自己的担忧和顾虑，听取医生的建议和解释，更要信任专业团队（比如北京协和医院的医护团队），将自己放心地交给专业的医疗团队。

乳腺癌放疗并不是洪水猛兽，它是癌症治疗的重要组成部分。我们要放下担忧，安心面对治疗，这才是"最有效"的努力。

05

乳腺癌治疗，是全面进攻还是精准打击

放疗在乳腺癌治疗中，可以说是"如影随形"的存在。如果说手术是一名在前方冲锋陷阵的战士，放疗则是他的影子，默默守护着他，并会弥补他可能留下的遗憾。

"乳"影随"形"
乳腺癌患者放疗指南

在战场上，除去硬实力，作战策略和战术也是取胜的关键。指挥官通常会使用多种策略来对付敌人。

对患者和主治医生来说，乳腺癌治疗无异于一场"硬仗"，需要医患双方相互配合。医生常会使用"全面进攻"和"精确打击"的策略，此二者对应的是不同的治疗手段。

我的同事曾经接诊过一位年轻的妈妈玲。玲被诊断患有乳腺癌的时候只有 32 岁，由于病情并不严重，她接受了保乳手术。手术后，玲的医生告诉她，接下来她需要接受放射治疗，以尽可能杀灭所有潜在的癌细胞。

按照医生的建议，放疗应在手术后 4 个月内开始，尽量不超过 6 个月。但玲的家境并不宽裕，她的丈夫刚失业，家里有两个年幼的孩子需要抚养。放疗的费用和生活的压力让她犹豫不决。

玲的医生看出了她的困境，实在不忍她放弃治疗，却又没办法强硬干涉，于是只能给她讲一些没有按时接受放疗的患者的案例。"他们错过了最佳治疗时间，癌症复发之后，治疗难度和费用都会大大增加。"医生告诉她，"现在可是最好的时机，如果你错过了，之后会付出更大的代价。请不要做让自己、家人后悔的事。"

想到自己的父母、丈夫和一双儿女，玲决定听从医生的建议。她在社区寻求帮助，通过亲友和公益组织筹集到了一部分资金，在治疗期间找了一份相对轻松的兼职工作。她说："如果不工作，每天待在家里，我难免会胡思乱想，所以不如在身体条件许可的情况下做点儿事，分散一下注意力。"

治疗开始的那一天，玲感到有些紧张。但在进入治疗室的那一刻，她突然想到医生的话，她明白这一切都是为了自己，为了家人，为了未来。医生的微笑和问询，也逐渐让她放松下来。

一次又一次的放疗结束后，玲的身体状况明显好转，乳房的水肿慢慢消失。医生告诉她，她接下来还需要接受辅助内分泌治疗。这时的玲很平静，她知道这场战斗还没有结束，但只要有信心、有决心，她一定能战胜病魔。

放疗在乳腺癌治疗中，可以说是"如影随形"般的存在。如果说手术是一名在前方冲锋陷阵的战士，放疗则是他的影子，默默守护着他，并会弥补他可能留下的遗憾。手术在直观视角下确保癌细胞肉眼看起来已经清零，冰冻病理在显微镜下进一步确保切缘的干净。但癌症是狡猾的，有时一些极微小的、隐蔽的病灶以及亚临床病灶可能逃过手术医生的法眼，危害病人。

这时，放疗可起到关键作用。放疗可利用各种高精度影像学技术（如 CT、MRI 和 PET）定位可能存留癌细胞的区域，然后使用放射线精确地对这些区域进行治疗，确保癌细胞尽可能全部被消灭。它不仅是手术的补充，更是一种重要的保障，可使患者的复发率降到最低。此外，放疗还能对付那些潜在的微小转移（这些转移可能在早期无法被检测到），确保患者的生存率和生活质量。

总的来说，手术和放疗就像一个团队的两位成员，它们互相支持、互相弥补，旨在为患者创造一个无癌的未来。手术确保了癌细胞在宏观和微观上的"清零"，而放疗则可确保这个"清零"是绝对的、彻底的。

相比而言，化疗则是全面进攻、正面硬刚敌人的治疗手段。我们在战争中面对大量的敌人时，首选的策略应该是进行全面进攻，旨在迅速降低敌方的整体实力。化疗的策略与此相似，目的是全面攻击身体内的癌细胞。

想象一下，化疗药物是我们的主力部队，它们快速进入战场，与遇到的每一个敌人（癌细胞）拼杀，不放过任何一个角落。这是一场大规模的作战，目的是尽可能在最短时间内减少敌军的数量，给予敌人沉重打击。但这种进攻方式也可能损害友军，也就是说会伤害到正常细胞，这就是化疗患者可能会有一些副反应的原因，如脱发、疲劳等。

在全面进攻之后，我们通常需要进行精确打击，旨在消灭残余的或隐藏的敌军。放疗正好可以做到这一点。在战场上，精确打击通常是通过狙击手或导弹来实现的。这样做的目标非常明确，只攻击敌人而不损伤自己。放疗的原理也是一样，它像一位熟练的狙击手，只对确定的癌细胞或癌症区域发射"子弹"，尽量不损伤周围的正常细胞。通过精确打击，我们可以确保所有的癌细胞都被消灭，同时减少对正常细胞的损害。

对于乳腺癌患者，化疗和放疗的结合使用策略也大概如此，先通过化疗消灭大部分癌细胞，然后通过放疗精确地处理剩余的癌细胞，确保患者得到最佳的治疗效果。

原则上，乳腺癌保乳术后确定要进行放疗的患者应尽量在术后4个月内接受放疗，且最晚不应晚于术后6个月。对于淋巴结转移阳性患者及高危患者，如果先进行化疗，放射治疗开始时间也不应晚于术后24周，否则局部复发风险可能增加。仅需要接受辅助内分泌治疗者，应于术后乳房水肿消失后（12周内）进行放疗。我国2021年的一项临床研究对淋巴结转移阳性患者及高危患者（即Ⅱ～Ⅲ期乳腺癌患者）进行了分析，这部分患者均接受了乳房切除术，之后接受了辅助化疗和放疗，但未接受新辅助治疗，这和很多进行乳腺切除及淋巴结清扫的患者的情况比较相似。该研究建议，术后放疗应在乳房切除术后 165 天以及化疗后 40 天内开始。

乳腺癌的治疗就像一场战争，需要精心策划、精准执行。化疗和放疗都是这场战争中的关键策略，它们各有优势。了解了这两种策略的工作原理，患者才可能信心满满地面对治疗，与医生团队一起努力应对这场战争。

06

乳腺癌放疗的基本流程

　　放射治疗的过程无色、无味、无形、无创，然而正是这种"看不见、摸不着"的治疗过程，往往更能给人带来恐惧感。所以，很多乳腺癌患者迫切地想多了解一些关于放疗的知识，以让自己更加安心。

"乳" 影随 "形"
乳腺癌患者放疗指南

相较于手术和化疗，放射治疗的过程无色、无味、无形、无创，然而正是这种"看不见、摸不着"的治疗过程，往往更能给人带来恐惧感。所以，很多乳腺癌患者迫切地想多了解一些关于放疗的知识，以让自己更加安心。

下面，我总结一下乳腺癌患者术后接受放疗的流程。这个流程大致可分为以下 7 个步骤。

第一步：按照医嘱按时去放疗门诊，放疗科医生会根据患者情况安排患者做放疗前影像学检查（比如超声等）。

第二步：放疗科医生会根据患者的具体病情确定定位的条件并预约定位时间。患者应在约好定位时间后按时缴定位费。注意，这里的费用不是放疗费用，只是定位费用。

第三步：医生会在患者体表画线（做放疗标记）。定位当天，一定要在放疗科预约登记台留下详细的联系方式，比如患者本人和两位共同生活的家属的联系方式。

第四步：定位完成后的 2～4 周内，放疗科医生会通过电话通知你放疗的具体时间。请记好时间，甚至要设置好闹钟。

第五步：做好放疗前的准备工作，比如确保身上的定位标记线清晰可见、在定位至第一次治疗期间确保体形变化较小等。

第六步：第一次放疗前，医生会和患者签订详细的治疗同意书，交代治疗的副作用和治疗期间的注意事项。第一次治疗时，医生会为患者进行各种方式的影像引导治疗，保证患者和定位时体形轮廓一致，特别是治疗的部位，然后再进入治疗流程。治疗期间，患者要记得和主管医师随时交流身体反应和遇到的问题。

第七步：最后一次放疗结束时，医生会提供放疗证明，并交代治疗后的注意事项以及定期复查的时间。

如果将以上流程简化一下，流程大概是下面这样的。

第一步：到放疗门诊做前期检查

分解步骤：

1. 根据具体情况预约放疗门诊。

2. 医生根据患者情况安排患者做放疗前影像学检查（如超声等）。

注意事项：携带所有手术、化疗等相关医疗记录。

第二步：预约定位时间并缴费

分解步骤：

1. 门诊大夫根据病情确定定位条件。

2. 确定定位时间。

3.预约好定位时间，当天缴定位费用。

注意事项：了解定位的具体要求，可以在门诊详细询问医生。

第三步：定位并做好标记

分解步骤：

1.在指定的时间进行定位。

2.在体表画线（做标记）。

3.在放疗科预约登记台留下详细的联系方式。

注意事项：不要在放疗前洗掉标记线，确保留下的联系方式是准确有效的。

第四步：等待放疗通知

分解步骤：

1.等待医生的电话通知。

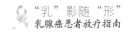
2.根据通知的日期和时间安排自己的治疗日程。

注意事项：确保留下的联系方式是准确有效的。

第五步：做好放疗前的准备工作

分解步骤：

1.确保身体上的定位标记线清晰可见。

2.尽量保证体形和体重不变。

注意事项：放疗前，体重或体形最好不要有太大的变化。

第六步：第一次放疗

分解步骤：

1.签订治疗同意书。

2.了解治疗可能导致的副作用和相关注意事项。

3. 第一次放疗时，确保体形和体位与定位时一致。

4. 进入正常治疗流程。

注意事项：要和医生随时沟通治疗中的各种不适和相关问题。

第七步：完成放疗程序

分解步骤：

1. 按时完成所有放疗程序。

2. 医生会提供放疗结束证明。

3. 了解治疗后的注意事项和复查时间。

注意事项：按照医生的建议进行后续的复查。同时，注意观察治疗后的身体反应，如有异常，及时联系医生。

以下流程图所展示的是乳腺癌患者接受术后放疗的一般流程。

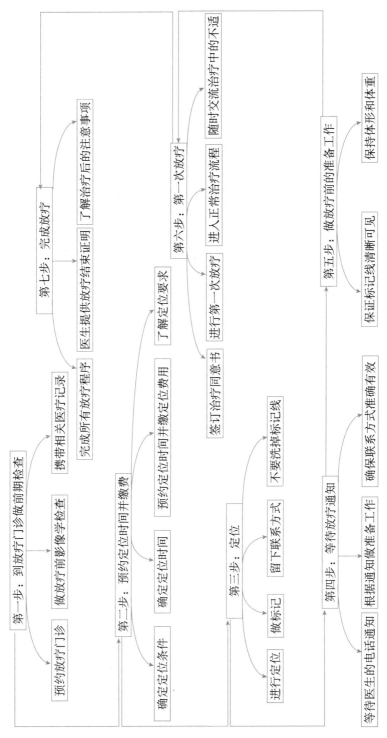

乳腺癌患者术后放疗流程图

第一步：到放疗门诊做前期检查
- 预约放疗门诊
- 做放疗前影像学检查
- 携带相关医疗记录
- 完成所有放疗程序

第二步：预约定位时间并缴费
- 确定定位条件
- 确定定位时间
- 预约定位时间并缴定位费用
- 了解定位要求

第三步：定位
- 进行定位
- 做标记
- 留下联系方式
- 不要洗掉标记线

第四步：等待放疗通知
- 等待医生的电话通知
- 根据通知做准备工作
- 确保联系方式准有效

第五步：做放疗前的准备工作
- 保证标记线清晰可见
- 保持体形和体重

第六步：第一次放疗
- 签订治疗同意书
- 进行第一次放疗
- 进入正常治疗流程
- 随时交流治疗中的不适

第七步：完成放疗
- 医生提供放疗结束证明
- 了解治疗后的注意事项

医院和患者的具体情况不同，实际操作也可能不同。患者在整个流程中要记得与医生保持良好的沟通，确保治疗顺利进行。

记住，医生是你与乳腺癌做后续斗争的战友，你们只有齐心协力、密切配合，才能战胜病魔。

07

乳腺癌放疗的注意事项

　　作为医生，即使在这个行业积累多年，依然要与时俱进地更新知识体系。有时候，专业之外的辅助信息对治疗而言真是事半功倍。

"乳" 影随 "形"
乳腺癌患者放疗指南

在做肿瘤放疗科医生的职业生涯中，我遇到过许多饱经风霜的患者。他们中的每一个都在我脑海中留下了一段鲜活的记忆，他们或是悲伤，或是坚强，均让我记忆犹新。

小安是让我印象尤其深刻的一个女患者。患病那年，小安刚满 45 岁。虽然化疗让她失去了她以往引以为豪的秀发，但她眼眸里积极与好奇的光芒从未消失。在得知自己患上乳腺癌之后，她好像完全没有消沉、郁闷，而是第一时间打起精神，在网上、在图书馆里努力查找各种关于乳腺癌的知识，比如手术方式、基因检测、化疗药物、靶向治疗、放射治疗等。

我还记得，小安手术后每次来医院接受放疗时，都拿着一个粉色的小笔记本，上面密密麻麻地写满了她想要问我的问题。她每次来就诊好像不是等我做诊断，而是等我给她开课。

"沈医生，我读了几篇医学文章。有人说，断层调强放疗，即 TOMO 治疗（调强放疗的一种方式），相比容积调强放疗和常规调强放疗，可以减少放疗的副作用，更好地保护周围正常组织，我们可以用这个技术吗？"

"沈医生，我看到一些研究说放疗后的并发症有可能影响生活质量，我该如何预防和处理呢？"

"沈医生，我看到某篇文章提到某种特定的护理措施可以帮助乳腺癌患者更好地度过放疗期，这种说法科学吗？可行吗？我们可以试试吗？"

......

每次与小安的交谈，都像一场学术研讨会。开始时，我有些惊讶，因为一般的患者很少会如此深入地研究自己的病情，对于自己的病情也很少打破砂锅问到底。小安的好奇心和求知欲时常让我慨叹，她的问题让我加深了对专业领域的理解。由此，我也感受到：作为医生，即使在这个行业积累多年，依然要与时俱进地更新知识体系。有时候，专业之外的辅助信息对治疗而言真是事半功倍。

另外，小安身上那种蓬勃、旺盛的生命力也感染了我，与她沟通非常有意义。她如此求知若渴，我恨不得把我所有的知识都讲给她听。

小安是一位敢于提问、乐于配合的患者。我想：正因为有积极求知的心态，她才十分相信我们医护人员，我们也才能成为对付乳腺癌这个敌人的最佳搭档。

放疗结束后，小安把她的粉色笔记本送给了我，她说："沈医生，托您的福，这是我这段时间的研究成果。之后，我可能就用不到了。如果它能对您以及其他病人有帮助，那就太好了。"我深有感慨地看了看那个笔记本，抬头看她时，发现她眼里的光更亮了。

打开笔记本，如同在看一本整理好的乳腺癌文献荟萃，我深深地为自己选择这个职业而感到自豪，更深深地为能治好包括小安在内的乳腺癌病人而欣慰。很多时候，我不仅仅在专业上治疗病人，更与他们一起学习、成长，面对生命中的每一个挑战。

像小安这样的主动型、研究型患者，可以说少之又少，大多数患者在面对放疗时十分被动，可能是出于恐惧、未知与焦虑。医生的职责除了治病救人外，还有医疗科普。下面，我给大家介绍一下放疗的注意事项。

一、乳腺癌放疗前需做哪些准备工作

1. 要准备的东西

（1）所有与病情有关的医疗记录和资料，如手术报告、病理报告、化疗记录等。如果所有的治疗都是在同一家医院进行的，以上资料一般会有电子版。电子版记录相对较全面，这是最好的。

（2）身份证或其他身份证明材料。

（3）社会医疗保障卡。

2．要准备的事项

（1）简单了解放疗流程。从定位到确定方案需要一定的时间，医生需充分了解患者的全面情况，才能做出合理的方案，所以要给医生足够做决策的时间。放疗方案科学与否与副作用的大小息息相关，科学的治疗方案从理论上可以最大程度减小副作用。

（2）确保身体相对健康，无其他严重的并发症，如发热、感染等。

二、放疗前在心理方面需要注意什么

1．基础认知

（1）要认识到放疗是治疗乳腺癌的重要手段之一。

（2）要知道可能会出现的副作用并不代表治疗效果不佳。

（3）保持积极乐观的态度。记住，放疗是一个过程，每一次治疗都意味着向康复迈进了一步。

2．应对策略

（1）可以考虑参加患者互助团体，与其他经历相似的患者交流，以获得各种支持。

（2）若感觉心理压力过大，可到心理咨询机构或正规医院心理科寻求专业心理辅导。

三、放疗一定要家人陪同吗

当然不是必需的，但对于大多数患者来说，家人的陪同可以提供情感支持或实际帮助（如驾车送诊、处理就诊事务等）。对于身体状况不佳的患者或老年患者而言，医院十分推荐家人陪同。

如果需要家人陪同，家人应该做些什么？

1．了解放疗流程以及患者可能出现的副作用，避免过度惊讶而刺激患者。

2.学习如何为患者提供支持，并做好应对，比如情感支持和实际帮助。

3.准备一些日常生活物品，如水、食物、衣服、书籍等，以帮助患者平静度过等待的时间。

08

患者关于放疗 CT 定位的 5 个常见问题

　　放疗是大部分恶性肿瘤患者不可或缺的
治疗。放疗前，医生会要求患者进行定位。
这时，很多患者心里会产生不少迷思。

"乳"影随"形"
乳腺癌患者放疗指南

放疗是大部分恶性肿瘤患者不可或缺的治疗。放疗前，医生会要求患者进行定位。这时，很多患者心里会产生不少迷思。比如，为什么放疗需要定位？可以不定位而直接放疗吗？ CT定位与平时做检查时做的 CT 有什么不同呢？等等。

　　下面，我基于患者常问的 5 个问题，简单聊聊放疗中的定位难题。

问题一：放疗前是否需要做影像学检查

　　想象一下，你是一个雕塑家，准备雕刻一座精致的雕像。在动手之前，你不仅要确保你的材料无瑕疵，还要从各个角度仔细观察它，以确定雕刻的最佳方式，正如下图所示。

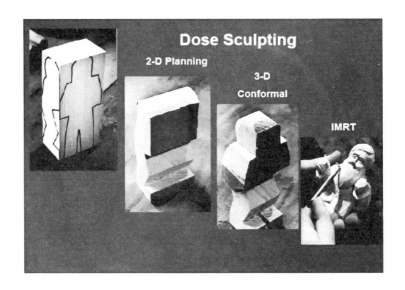

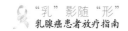
从某种意义上讲，放疗好像在"塑造"一种治疗方式，也就是说，它会针对特定患者的身体和癌症定制一种治疗方式。在这个过程中，影像学检查可为医生提供关于癌症位置、大小和形状的详细数据，从而有助于医生制定最佳的治疗方案。

放疗前的影像学检查是为了确保治疗方案的准确性，以便最大限度地攻击癌细胞并减少对周围正常组织的损害。上页这幅图形象地告诉了我们，放射治疗中医生制定方案时剂量雕刻（Dose Sculpting）的过程。图中的二维计划（2-D Planning）、三维适形（3-D Conformal）以及调强放疗（IMRT），我在后续文章中还会提到。

问题二：为什么放疗前还要做 B 超

放疗前做 B 超主要出于以下 4 个原因。

1. 查看术后情况。很多患者不知道，术后乳腺结构可能会发生变化。通过 B 超，医生可以了解患者术后的恢复情况以及是否有液体积累或其他异常情况。

2. 确认有无残留或复发。通过 B 超，医生可以确认有没有遗留癌细胞或有没有新的肿瘤形成。

3. 确定放疗范围。B 超可以帮助医生确定放疗的精确范围，从而让放疗更精准地攻击癌细胞区域，尽量减少对正常组织的伤害。

4. 评估并发症。有时，手术可能会导致一些并发症，如感染、出血等。B 超可以帮助医生及时发现相关问题，从而及时采取适当的治疗措施。

总之，B 超可让医生全面、多角度了解患者的情况，以制定最佳的治疗策略。

问题三：定位过程中需要注意哪些问题

我们可以将定位视为一支优雅的舞蹈，患者与医疗团队精诚合作才能确保每一个动作和走位都完美无瑕。

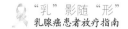

首先，患者需要保持放松，保证体位舒适。技师或医生告诉患者应如何放置身体时，其实是为了找到放疗射线的最佳路径，这就像在舞台上为演员找最佳的走位和动作。有些接受过乳腺切除术的患者，尤其是接受过淋巴结清扫的患者，可能遭遇上肢运动受限的问题。这种情况下，特别是患者无法将患侧上肢完全上举时，就无法找到最佳的位置和角度，从而可能为放疗定位带来一定的困扰。

其次，尽量不要随意移动身体，除非被告知可以这样做。这有助于确保治疗的准确性和连续性。

最后，与医生和技师保持开放的沟通至关重要。如果你有任何不适或疑虑，请立即告诉他们。

问题四：定位的精准度对治疗效果有何影响

设想一下，你正在玩射击游戏，你的目标是击中靶心。当你瞄准之后，你稍微移动一下身体，都有可能错过目标。同样，放疗的目标是精确地瞄准癌组织，而定位的精准度如何直接决定着放疗射线是否能直接攻击到癌症组织，最大限度地杀死癌细胞，同时最大可能减少对周围正常组织的损害。高精准度不仅可以提高治疗的成功率，还可减少副作用。

问题五：需要多次定位吗

这个问题我会分两部分说：一部分为左侧乳腺癌的深吸气屏气定位，另一部分为治疗前或者治疗中发现体形变化之后的应对方式。

左侧乳腺与心脏的距离相对较近，所以在放疗（尤其是左侧乳腺癌保乳术后的放疗）过程中，我们要确保射线集中在肿瘤上，以减小对心脏的损害。在这种情况下，我们便会尝试深吸气屏气定位以及治疗方式。

1.调整距离。深吸气屏气的动作实际上是一种移动技巧。当你深吸气时，你的胸腔会膨胀，这样乳腺和心脏之间的距离会稍微变大。这就好比在修复一台复杂的机器时，我们会把某一部分稍微移开一点，以便更容易地修复另一部分。

2. 精确调整。放疗的目的是对肿瘤进行精确攻击，深吸气屏气会使"调整"变得更加容易。

3. 不断练习。我们学习任何技能，都需要练习，才能熟练掌握，深吸气屏气也不例外。这就是为什么医生会要求患者进行呼吸训练。每一次训练都是为了确保在真正的放疗过程中能够正确、稳定地做这个动作，从而获得最佳的治疗效果。

4. 为何需要多次定位？定位是为了确保射线能够精准地攻击肿瘤。在打靶时，射手需要多次瞄准来确定最佳的射击角度，同样，放疗时每次定位都是为了追求放疗的精确性。放疗往往不是一蹴而就的治疗。尽管初次定位为治疗提供了基本的"地图"，但随着时间的推移，为了确保治疗的准确性和效果，可能需要进行重复定位。这是为了确保每次治疗都是基于最新、最准确的信息进行的。治疗前或者治疗中体形发生明显变化的人，尤其是直接接受治疗的区域发生了明显变化，更需要多次定位。当然，这是比较极端的情况。

那些选择重建乳腺的乳腺癌患者，可能会选择分步骤重建，其中包括在乳腺区域植入一个可扩展的假体。这种假体实际上是一种特殊的容器，可以周期性地向其中注入生理盐水或其他液体，使其逐渐扩张。这样做的目的是逐步撑开皮肤和胸壁肌肉，为之后通过永久假体或自体组织进行乳腺重建创造空间。

但是，这个过程带来了一个问题：每次注入液体时，乳腺的形状和大小都会发生变化。这对于放疗来讲是一个挑战，因为放疗的成功在很大程度上取决于放射线的精确定位。如果乳腺的形状和大小发生变化，原来的定位可能就不再准确了。因此，这样的患者也需要重新进行放疗定位。虽然这可能会让治疗过程变得十分复杂，但这是非常必要的。重新定位是为了确保放射线能够精确照射目标区域，从而确保最好的治疗效果，减少对周围正常组织的伤害。

这需要放疗团队和乳腺重建团队紧密合作。

总的来说，准备进行乳腺重建的患者，尤其是那些选择假体扩张方法的患者，在放疗期间可能需要经历多次定位，但这都是为了确保放疗的效果和乳腺重建的成功。

我用了很多比喻来解释以上 5 个问题，希望它们能帮助乳腺癌患者朋友更好地理解放疗，减少放疗过程中的担忧。

09

放疗，牵一发而动全身的过程

对于乳腺癌患者来说，放疗可能是她们治疗过程中最不熟悉、最担心的部分。这种担忧不仅来源于对放疗本身的不了解，还来源于社会上流传的关于放疗的种种谣言和误解。

"乳"影随"形"
乳腺癌患者放疗指南

"恐惧来源于未知。"

这是 1927 年洛夫克拉夫特所著《文学中的超自然恐怖》中的一句话。我在门诊接触的很多乳腺癌患者，很多时候生活在恐惧中。我非常理解这样的心态。人们之所以恐惧，是因为对未知事物的天然心理防御。对于癌症放疗来说，人们的恐惧多来自对并发症的不了解，所以越想越担心，越想越害怕。

对于乳腺癌患者来说，放疗可能是她们治疗过程中最不熟悉、最担心的部分。这种担忧不仅来源于对放疗本身的不了解，还来源于社会上流传的关于放疗的种种谣言和误解。当你听说放疗可能会影响脖子、肩膀甚至嗓子，你可能会感到震惊和困惑。实际上，不必如此害怕。我通过一个简单的比喻讲一下，你就能理解了。

想象一下，我们的身体是一个城市，癌细胞则是准备入侵这个城市的敌军。虽然这个城市的每一个角落都有守军，但狡猾的敌军还是会找到一些隐蔽的角落藏匿起来，伺机发动攻击。这时，我们必须找到一种策略来消灭它们，不让它们危害我们的安全。

放疗，很像一架侦察机。它可以精确地找到敌军藏匿的地方，然后发射炸弹。但是，有时敌军可能藏在一些重要的建筑物附近，比如食物通道（食道），再比如通信塔（颈部以及腋窝淋巴结区域）。为了确保彻底摧毁敌军，我们的部队有时不得不冒一些风险，让炸弹穿越这些建筑物。

放疗射线照射锁骨上淋巴结和腋窝淋巴结区域时，就像侦察机正在穿越食物通道和通信塔，虽然可能会对这些重要建筑产生一些暂时的不良影响，但最终可保障整个城市的安全。而且，随着相关技术的进步，我们的炸弹越来越厉害，对重要建筑的影响越来越小。

基于这样的比喻，我来回答一下患者经常问的问题。

问题一：为什么放疗乳腺会累及脖子和肩膀

乳腺癌最容易发生转移的地方靠近许多重要的身体部位，比如腋窝以及锁骨上下淋巴结区域，也就是我们所说的肩膀和脖子。为了确保不遗漏任何可能存在的癌细胞，有时放疗会稍微超出定位的范围。

问题二：放疗期间出现嗓子水肿怎么办？放疗期间出现吞咽问题怎么办

当乳腺癌放疗照射锁骨上下淋巴结区域的时候，食管黏膜水肿（嗓子水肿）可能是常见副作用之一。不过，请不要担心，这只是暂时的。大多数人在放疗结束后几周内会逐渐恢复，且医护团队不会坐视不理，已经准备好了各种方法来帮助你。

1. 药物治疗。对于轻度的食道炎症和疼痛，医生通常会为患者开一些止痛药和抗炎药。在某些情况下，如果炎症比较严重，医生可能还会建议使用一些类固醇来减轻炎症。

2. 温度对策，即让食道温度降低。这是一个很好的方法，就像在炎热的夏天喝一杯冰镇柠檬水来降温一样。当我们的食道因为放疗而变得非常热时，通过降温，可以帮助它更快地恢复。冷敷或进食冰激凌和冰镇饮料可以缓解嗓子的不适。不过，也要注意饮食，要避免辛辣、油腻和刺激性食物，否则可能刺激食道，加重相关症状。

3. 吞咽策略。如果在吞咽时感到困难或疼痛，可以考虑改变饮食习惯，多选择流食或半流食，如稀粥、奶昔、果汁等。此外，吃饭时可以采取小口、慢吃的策略，避免一次性吞咽太多。

总之，放疗期间的嗓子水肿和不适是可以管理和缓解的。基于医生的建议，实行适当的药物治疗和其他应对策略，可以有效缓解相关症状。

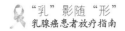
问题三：放疗会不会对心脏或其他部位产生负面影响

乳腺癌的放疗确实可能对周围的正常组织造成一定的影响，尤其是治疗左侧乳腺时。心脏和肺都位于乳腺附近，所以它们可能会受到一定的影响。

心脏

治疗左侧乳腺时，医生会考虑到心脏，他们会使用多种技术来保护心脏，例如使用深吸气屏气技术或特定的放疗计划和设备。

肺

乳腺癌放疗可能导致肺部的一些并发症，如放射性肺炎，但这种情况相对少见。医生会想方设法，确保肺部受到的照射在安全范围内。

肝

乳腺癌放疗通常不会影响肝脏，除非肿瘤非常大，扩散到了接近肝脏的区域。大多数情况下，放疗师会确保肝脏受到的照射远少于可能引起并发症的照射。

随着放疗技术的进步，我们现在已经能够更加精确地将照射控制在肿瘤区域，从而最大限度地减少对周围正常组织的影响。

在放疗开始前，医生会进行详细的评估，制定个性化的治疗方案，最大限度地保护正常组织。如果出现副作用，通常可以通过药物来缓解。

总的来说，虽然针对乳腺癌的放疗确实有一些风险，但现代放疗技术和严格的治疗计划可以将这些风险降到最低。如果你有任何担忧或疑虑，一定要在治疗前或者治疗中与你的主管医生仔细沟通，相信他们会根据你的具体情况提供可行的建议。

10

焦虑，比放疗更恐怖

　　我想告诉每一位正在经历放疗的乳腺癌患者：你们是勇士，每一次治疗，都是你们在与癌症的战斗中迈出的重要一步。在这场战斗中，除了身体健康，心理健康也很重要。

"乳" 影随 "形"
乳腺癌患者放疗指南

我们来看一个患者的故事。

乳腺癌放疗定位前的夜晚，那位"客人"又不请自来，来到了小江身边。

这位客人名叫焦虑。小江是一位对自己各方面要求都特别高的患者，左侧的乳腺癌让她焦虑了好久。接受保乳手术以后，她一切都在向好的方向发展。然而，当医生安排她做放疗时，她心里的抵触又蠢蠢欲动了。得知保乳术后做放疗能最大程度降低复发率，她只能接受。

放疗的第一步是定位。当我向小江介绍深吸气屏气定位法能更好地保护心脏时，她听得非常认真，也很配合。但是在定位时，她总是不能成功地进行深吸气屏气，因此不能成功定位。她心里的焦虑情绪开始泛滥。

小江告诉我，夜晚本应是安静平和的，但在过去的好多夜晚，她都在练习呼吸，按照医生的要求在身体不动的情况下做先深吸气后屏气大概 15 秒的动作。但有时候她练得越多，身体越不自然。由此，夜晚变成了无尽的煎熬。

"焦虑像一团黑雾，悄悄侵入我心里，让我痛苦。我试着调整呼吸，深吸气，慢呼气，但那团黑雾越来越浓，几乎让我窒息。每天早晨看着镜子中自己那张疲惫的脸，眼眶里布满的血丝，我很难受。"她说。

连续好多个夜晚，她都是这样，辗转反侧，难以入眠，像有一块沉重的石头压在她胸口。她有时候连饭都吃不下去。

这天，孩子放学回家后，告诉小江学校要举办一次环保公益活动，学校邀请家长帮助孩子回收塑料瓶。小江很支持孩子参与这种公益活动，因为她本就是一个环保志愿者，她想让孩子从小就知道保护环境的重要性。

于是，小江开始在家里搜寻可以回收的塑料瓶。在厨房的角落，她发现了好几个空的花生酱瓶，于是决定好好洗洗这几个瓶子。但是，瓶子上沾着的花生酱已经干了，并不容易清洗。小江想尽办法，用了好多热水，洗了足足 10 分钟，才洗干净一个瓶子。

这时，小江突然开始反思：花了这么多时间，用了这么多热水，就为了清洗一个塑料瓶，这值得吗？这还算环保吗？

同时，小江想到了医生的话。医生告诉她，在不能做到深吸气屏气的情况下，如果强迫自己这么做，由此引发的体位变化带来的误差会抵消深吸气屏气带来的好处。这和她"为了清洗一个塑料瓶而浪费大量热水"一样得不偿失！

小江忽然明白，有时候自己为了追求完美，忽略了事物的本质。清洗塑料瓶的初衷是为了环保，但由此浪费大量热水并不环保。放疗的目的是治疗癌症，如果为此而导致身体遭受更大的伤害，好像并不划算，这不是真正有效的治疗。

这次洗瓶子的经历，让小江对放疗有了新的认识。她决定以后在治疗中不再强迫自己去做什么，而是听从自己的身体，听从医生的建议，选择最适合自己的治疗方式。

当患者站在治疗的十字路口，面对即将开始的放疗，我能够感受到患者内心的震颤和不安。放疗这个名词对于大多数人来说，充满了未知与神秘。对于乳腺癌患者来说，更是如此。

为什么我们面对未知时会感到恐惧？因为这是人类的天性。我们害怕未知，因为未知意味着无法预测、无法控制。当听说放疗可能导致身体发生剧烈变化，比如皮肤红肿、嗓子痛等，我们往往会在脑海中将这些无限放大，继而感到恐惧。

但是，真正的问题不是身体变化，而是由此产生的焦虑、恐惧、悲观等负面情绪。

这些负面情绪的害处有哪些呢？

一、影响身体恢复

持续的焦虑和压抑会让身体一直处于应激状态，导致免疫系统功能持续下降，影响伤口愈合。

二、影响治疗

因为恐惧，有些患者可能选择中断或放弃治疗，这不仅会影响治疗效果，还可能让癌症得到复发和转移机会。

三、影响生活质量

情绪低落会让患者失去生活热情，甚至影响患者与家人和朋友的互动。

那么，患者应该如何应对这些负面情绪呢？

一、科学认识放疗

科学知识是克服恐惧最好的武器。了解放疗的原理、过程以及可能出现的身体反应，可以帮助你做好心理准备。

二、心理咨询

可以求助专业的心理咨询师，他们可以帮助你认识并调整情绪，给你提供有效的应对策略。

三、保持与外界的交流

可以与其他患者分享你的感受，听听他们的经验。你会发现，你并不孤单。

四、保持健康的生活方式

合理的饮食、适量的运动和充足的休息，都可以帮助你调整身体和心情。

五、学习一些放松技巧

瑜伽、冥想或简单的深呼吸，都可以帮助你放松身心，缓解焦虑。

最后，我想告诉每一位正在经历放疗的乳腺癌患者：你们是勇士，每一次治疗，都是你们在与癌症的战斗中迈出的重要一步。在这场战斗中，除了身体健康，心理健康也很重要。请不要让焦虑和恐惧成为治疗的绊脚石，要学会用知识和勇气迎接每一个挑战。还有，你们不是孤身前行，我们会与你们并肩作战，直到获得最后的胜利。

11

乳腺癌放疗定位——你的私人治疗导航系统

对于乳腺癌患者来说，如果放射治疗像一场穿越森林的冒险，那么定位就是一套先进的导航系统，可确保每一次治疗都能精准打击癌细胞，同时保护周围的健康组织。

"乳"影随"形"
乳腺癌患者放疗指南

接受放疗，犹如开启一场前途未知的旅程，你的目标是穿越雾气弥漫的森林，到达森林尽头那充满阳光的草地。这旅程中最大的挑战是，如何在没有路标的情况下，不走错一步，按计划到达目的地。

我曾经遇到过一位比较焦虑的患者小伊。

第一次来做放疗的小伊刚到达医院放疗定位室时，立刻感觉到一股冷气迎面扑来。定位用的大型设备运行过程中（特别是长期运行过程中）会产生热量，因此定位室的温度比较低，可能会给患者带来紧张与不安。小伊深吸一口气，同时不断给自己积极的心理暗示：这里的每一台设备，都是为了我的健康而存在的。

即使这样，小伊还是免不了心里打鼓。两位年轻的男医生迎了上来，他们亲切地叫出了小伊的名字，这让她在陌生的环境中感觉到了一丝温暖。医生要求小伊将上衣脱掉，其中一个医生看到小伊有些犹豫，便轻声解释："放疗定位需要确保精准度，脱掉上衣是为了保证这一点。"

医生的专业与细致消除了小伊的尴尬。她躺在定位设备上，按照医生的要求将双手自然上举，上举双臂能保证体位固定。

"我好像在向这个世界投降哦！"小伊有点想笑。医生帮她将身体调整到合适的位置。这一过程非常重要，既要保证位置合适，又要保证患者舒适。医生的手法十分熟练，这可确保每一个角度都恰到好处。

"请放松，保持目前这个姿势不动。"设备启动时发出的声音，与小伊想象中的大相径庭。它并不刺耳，反而有些像她儿时坐过的绿皮火车的声音。定位设备发出的声音的确有点像老式火车运行时发出的"咔咔"声。

很快，定位结束。小伊被引导带到另一房间，那里有一位女医生正在等她。女医生的动作非常轻柔，她用一种特殊的颜料在小伊的乳房上画上了线条。小伊有些疑惑，女医生笑着解释："这些线条用于指导后续的放疗，可确保每一次治疗都照射在正确的位置。如果这些线条不清楚了，记得来医院描，千万不要自己描哦！否则可能带来人为误差，导致照射不准确，影响治疗效果。"

小伊穿上衣服后，发现她的衬衫沾上了颜料。她有点后悔穿白衬衫了，她想下次来也许可以在里面穿一件背心。她用手机把胸前的线条拍下来，发给朋友："看看，像不像影视剧里狙击枪的瞄准镜上的死亡标记线？"

"什么死亡标记线，这明明是生命标记线，代表着希望与胜利。这个形状还有点像奖章，这代表着你对抗病魔的勇敢与坚持。"朋友回复说。

第一次放疗后回家的路上，小伊一边走着，一边四处远望。这一天的治疗稍微有些复杂，她知道，这一切都是为了确保放疗能够获得最佳效果，而医生高超的技术以及细致与关心则是她在这场与病魔的战斗中最温暖的陪伴。

看到这里，也许你会更明白定位在放疗中的重要性：对于乳腺癌患者来说，如果放射治疗像一场穿越森林的冒险，那么定位就是一套先进的导航系统，可确保每一次治疗都能精准打击癌细胞，同时保护周围的健康组织。

然而，不同的定位设备又会带来不同的"旅程"。

一、CT 定位像一套标准 GPS 导航系统

通过 CT，我们可以得到一个清晰的三维图像，识别肿瘤和周围组织的位置。这样医生就可以精确地制定治疗计划，确保每次放疗都能达到预期效果。

二、MRI 定位是一套高版本的导航系统

想象一下，如果你的导航系统不仅能显示路线，还能实时显示交通情况，那该有多好！MRI 定位就是这样的存在，不仅能显示组织的结构，还能探查其功能，比如血流情况。

这对于一些特殊的癌症来讲，如肿瘤周围有大量血供，是非常有用的。

三、体表光学追踪系统

它很像一套外置的体表光学追踪装置。基于患者身体上的特殊标记，这套系统可以实时追踪身体组织，确保治疗的精确性。这对于需要深呼吸控制的乳腺癌患者来说，尤为重要。

对于不同的"旅程"，具体的过程，患者的体验与注意事项也不尽相同。

1. CT 定位需要患者躺在扫描定位床等一些特殊的定位装置上，之后机器缓慢地移动，同时进行扫描。这个过程通常很快，只需要几分钟。

2. MRI 定位与 CT 定位类似，但由于 MRI 使用磁场，所以在进行 MRI 定位时，患者身上不应有任何金属物品。

3. 体表光学追踪系统会扫描体表轮廓。之后，轮廓标记与放射治疗加速器将有联动作用，以确保治疗的精确性。

对于那些害怕放疗的患者，希望你们能够理解：放疗并不是一件可怕的事，它只是医生使用的一种治疗工具，可帮助你战胜癌症。定位是确保这个工具使用得当的关键。总之，不论使用哪种定位方法，核心目标都是确保放疗的精确性，帮助患者获得最佳的治疗效果。

12

请了解一下你的"智能战友"

　　放疗是一个"攻与守"的过程。在"攻"方面，放疗的目标是破坏癌细胞的DNA，使其无法继续分裂。而在"守"方面，放疗还要尽量减少对正常细胞的伤害。

"乳"影随"形"
乳腺癌患者放疗指南

在一场战争中，对参与作战的人来说，战友是至关重要的因素，因为值得依赖的战友意味着志同道合，也意味着生死与共。

　　而在与乳腺癌作战的战争中，进入放疗阶段时，有一位十分关键的"智能战友"你需要提前认识一下，它就是影像引导的直线加速器。

　　当完成 CT 定位，接到电话通知，走进肿瘤放疗中心，你就会看到这台庞大、复杂的机器。或许你有些陌生和恐惧，但我希望通过这篇科普文章，让你了解这个放疗界的"智能巨人"，让你明白它是如何成为我们对抗癌症的得力"战友"的。

直线加速器是放疗的"心脏"。简单来说，它就像一台超级"X射线机"，它先通过电磁场加速电子，然后将电子打到一个特定的目标上，从而产生治疗用的X射线。这些X射线有强大的可穿透人体组织的能力，可直接作用于癌细胞，从而达到治疗的效果。

现代的直线加速器都配备了"影像引导"功能，简称IGRT。这就像给加速器装上了一双眼睛，可让它在治疗过程中看到肿瘤的位置，确保每次放疗都能精确地照射到癌细胞。这对于患者来说是非常重要的。身体的自然移动、呼吸等都可能导致肿瘤的位置发生微小的变化，而这双"眼睛"可保证放疗照射位置更加精确。

有了影像引导功能，直线加速器不仅能"看到"肿瘤，还能根据实时影像信息，自动调整放疗参数，确保每次治疗都是最优的。这很像我们开车时用的导航系统，它不仅能告诉我们目的地在哪里，还能根据实时交通信息，为我们规划最佳路线。这种智能治疗使得适应性放疗成为可能。

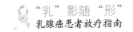
有影像引导的直线加速器有以下几种特性。

1．安全性。加速器的"眼睛"可以确保放疗始终对准肿瘤，大大减少对正常组织的伤害。

2．精确性。小的肿瘤以及位置深的肿瘤，都能得到精确的治疗。

3．舒适性。由于治疗的精度更高，患者在接受治疗时会感到更加舒适，副作用也会减少。

亲爱的朋友，我知道，面对癌症时，每一个决策、每一次治疗都充满了不确定性。但请相信，有影像引导功能的直线加速器是医疗界经过多年研究、实践得到的重要成果，它已经帮助成千上万癌症患者成功地完成了治疗。

因此，当你走进放疗室，看到那台庞大的机器时，不要害怕，而要像看到自己的战友一样，对它充满信任。这个"智能巨人"将与你并肩作战，和你一起对抗癌症，守护你的健康和未来。

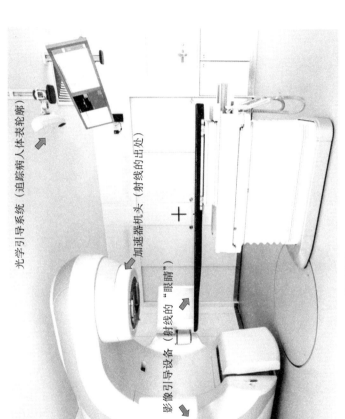

光学引导系统（追踪病人体表轮廓）

加速器机头（射线的出处）

影像引导设备（射线的"眼睛"）

放疗设备

　　下图告诉我们，直线加速器在治疗乳腺癌过程中是通过"放大镜"一步一步观察并治疗乳腺癌的，并且射线是直接作用于癌细胞的 DNA 上的。

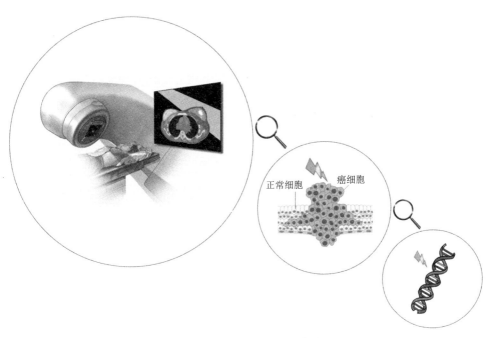

正常细胞　　癌细胞

直线加速器工作原理示意图

下面，我再次强调一下放疗的基本原理。

DNA 是生命的基础，它携带了构成我们每一个细胞的遗传信息。这些信息决定着细胞的成长、分裂和功能。当 DNA 受到伤害或变异时，细胞可能会失控，导致癌症的发生。

癌细胞与正常细胞的主要区别就在于 DNA。癌细胞的 DNA 存在异常，所以它会不断地、无序地分裂，继而形成肿瘤。而正常细胞则是按照固定的规律和节奏进行分裂。

放疗的目标是破坏癌细胞的 DNA，从而阻止其继续分裂。放射线能够穿透身体，直接作用于癌细胞的 DNA，导致其发生损伤。

很多患者朋友经常问这样的问题：为什么要持续照射这么多次呢？为什么每天都要来照一次？不能一天照很多次吗？等等。

一天多次自然是万万不可的。其实，最常用的"每天一次，每周五次"的放疗方案（即分次照射）会导致一种生物学效应，它能够有效应对癌细胞的挑战，并且最大程度降低身体正常细胞的损伤（如下页图所示）。

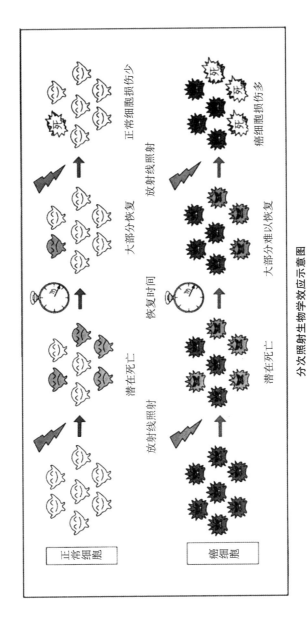

分次照射生物学效应示意图

（图片来源于 [日] 荣武二、樱井英幸 主编的《放射线治疗基础知识图解》）

想象一下，我们的身体是一个繁忙的城市，而细胞则是其中的居民。每天，这些居民都在进行日常活动，如工作、休息、做家务等。对于细胞来说，它的日常活动就是分裂和修复。

正常细胞的分裂和修复是有规律的，它们有自己的生物钟。而癌细胞则不然，它们的生物钟已经失调，它们会不断地、无节制地分裂，以致形成肿瘤。

放疗是一个"攻与守"的过程。在"攻"方面，放疗的目标是破坏癌细胞的 DNA，使其无法继续分裂。而在"守"方面，放疗还要尽量减少对正常细胞的伤害。

这就是我们选择"每天一次，每周五次"的放疗方案的原因。分次照射旨在给予正常细胞足够的时间进行修复，同时确保癌细胞在连续的照射下逐渐减少。

有的患者问：为什么癌细胞不能像正常细胞那样修复自己呢？这是因为癌细胞的修复机制已经受到损害，它们在放疗后无法进行自我修复。而正常细胞则有完整的修复机制，可以在放疗的间隔时间内进行自我修复。

　　"每天一次，每周五次"的放疗方案就是利用细胞修复层面的这种差异，对癌细胞进行持续打击。每天的照射会使更多的癌细胞受到损害，而随着时间的推移，这种损害会累积，导致大部分癌细胞死亡。

　　让坏的细胞缓慢死亡，让好的细胞缓慢修复，这大概就是"分次照射"的原理所在。

　　随着技术的进步，放疗直线加速器将更加智能、更加人性化，放疗体验也将更加舒适。所以，请放心，与我们一起走向胜利的未来吧！

13

放疗过程中，这些"盟友"会帮助你

无论你遇到什么困难，他们都是你坚强的后盾。在与癌症的战斗中，你并不孤单。我们将与你携手，和你共同走向康复之路！

"乳"影随"形"
乳腺癌患者放疗指南

对于许多乳腺癌患者来说，放疗可能充满了神秘感。其实，深入了解之后，你会发现这背后其实是一场精密而神奇的生物学博弈。

当走进放疗科，你会发现这里并非仅有一位医生，而是有一个专业团队，与你并肩作战，与你共同对抗癌症。这个团队的每一个成员都在各自的岗位上，默默地为你提供支持。

今天，我带你认识一下这些幕后英雄（如下图所示）。

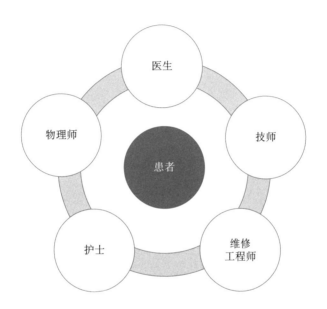

让我一一为你介绍这些重要成员，他们是你的"盟友"，会帮你尽快走出癌症的阴影。

医生——主要向导

放疗科的医生均是经过多年专业培训、对放疗有深入了解的专家。他们会评估你的病情，据此制定放疗计划，在整个治疗过程中监测你的身体反应。

责任：确保放疗计划的科学性和有效性，保障你的安全。

义务：及时与你沟通，听取你的反馈，调整治疗方案。

物理师——智慧大脑

物理师是放疗科的"大脑"，他们负责设计和优化放疗计划，确保治疗的精确性。

责任：使用先进的软件和技术，为你制定个性化的放疗方案。

义务：持续研究新的技术，提高治疗效果，减少副作用。

技师——操作高手

技师是直线加速器的操作员，他们的主要工作是确保机器正常运转，并根据医生和物理师的指导进行治疗。

责任：确保每次放疗都准确无误。

义务：定期检查和维护设备，确保机器的稳定性和安全性。

护士——守护天使

护士是你放疗过程中最亲密的伙伴。他们会关注你的日常需求，为你提供心理支持，并协助医生进行治疗。

责任：为你提供全方位的关怀，包括身体层面的和心理层面的。

义务：随时为你提供帮助，确保你舒适和安全。

维修工程师——设备骑士

放疗设备十分复杂，时刻需要专业的维护和保养。维修工程师就是负责这项任务的。

责任：确保所有设备在最佳状态下运行。

义务：及时解决任何设备故障，确保治疗不延误。

那么，这些"秘密盟友"又是如何分工协作的呢?

首先，医生据病"谱曲"。面对患者的身体影像图，医生会对照影像勾画出需要治疗的区域，标记好那些需要保护的部位，确保每一根线条、每一条曲线都与患者的"乳影"吻合。这个过程既要确保治疗效果，又要保护其他无辜、脆弱的器官。这个过程很像医生在创作一首歌曲。

其次，物理师智慧"编曲"。物理师从医生手中接过这首歌曲后开始编曲。他要确保每一个"音符"都恰到好处，既达到治疗效果，又不会损害那些需要保护的部位。如果他编曲时发现有些地方与医生的设想不太一致，会如实告诉医生。

接着，医生和物理师会开启一场激烈的辩论。比如：一方可能会强调必须保护好心脏，即使因此会牺牲一些治疗效果；另一方则可能表示，如果太过保守，可能让患者错失最佳的治疗效果。

在这场辩论中，双方会互相启发，最终找到折中的方法，既帮患者确保治疗效果，又最大程度地保护患者其他器官。

这场辩论最终会造就一幅完美的"乳影"大作。在这首歌曲中，每一个音符、每一句歌词，都充满了医生和物理师的智慧和心血。他们虽然发生了争论，但他们最终的目的都是为患者着想。

最终，放疗的技师就是那位演奏家，能把医生与物理师的创作真正转化为动人的旋律，使"乳影随形"得以完美实现。

在接到这首特殊的"歌曲"（医生和物理师多次修正的放疗计划）后，技师的任务不仅是按部就班地执行，更要确保每一个步骤精确无误。因为，在放疗的世界里，哪怕是微小的偏差，都可能影响患者的健康和治疗效果。

技师的具体执行步骤如下。

首先，技师会做治疗前的准备工作，检查所有设备，确保它们都保持在最佳工作状态。

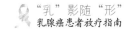

然后，技师会仔细查看治疗计划，并检查设备上的参数，确保一切都符合预期。技师每次帮助患者在治疗床上摆体位时，都会和患者进行简单的交流，以达到位置重复性良好、患者体位舒适的目的。

接着，治疗就开始了。设备开始运转的时候，技师的眼神始终会聚焦在电子屏幕上，以确保每一个参数都与计划相符。技师会用双手快速而稳定地操作设备。这是一项需要高度集中注意力的工作，所以请不要在技师操作设备时打扰他们！

同时，技师也有义务关心患者的感受。在治疗的间隙，技师经常会询问患者是否感到不适，是否需要休息。他们知道，放疗不仅仅是一种治疗，更是一种人文关怀。

亲爱的患者朋友，你可以把医院的放疗团队想象成一支乐队，作词者、作曲者、编曲者、演奏者等成员都各司其职。无论你遇到什么困难，他们都是你坚强的后盾。

在与癌症的战斗中，你并不孤单。我们将与你携手，和你共同走向康复之路！

14

医患互信是希望之光

    每一位医疗工作者都付出了汗水与努力、用专业知识和爱心为患者带来了希望和力量。而患者也为医疗团队带来了信任和尊重，这是他们最宝贵的回报。当这种信任在医患间流动起来，由此形成的良性循环是抵抗病魔的重要基础。

"乳"影随"形"
乳腺癌患者放疗指南

乳腺癌放疗是一场融合科学、技术和艺术的战役。治疗靶区的精准勾画和放疗计划的智能设计，是这场战役的重要环节。打下这场战役，需要医生、物理师与放疗技师共同努力。这些艺术家在画布上细致描绘时，不仅要考虑精确度，还要考虑整体的和谐与美感。

　　在乳腺癌的治疗过程中，每个步骤都如同一次艺术创作。放疗过程无疑是这场艺术创作的高潮。

　　79岁的李奶奶是我接诊过的年龄最大的乳

腺癌患者之一，面对癌症的威胁，她心中有几乎每个患者都有的忐忑与恐惧。更棘手的是，她身体里潜伏的不仅有癌症，还有多种基础疾病，如冠心病（有两个主要冠状动脉因狭窄安装了冠脉支架）、慢性支气管炎、肺气肿等。

医生精心设计了手术方案，仅进行了乳腺肿瘤的局部切除。李奶奶术后恢复得不错，但由于肿瘤比较大，且没有进行前哨淋巴结探查，她应在术后接受放疗以巩固治疗。

"真的要做放疗吗？我这身体能受得了吗？"本以为做完手术就万事大吉的李奶奶心情十分复杂。

李奶奶的家属也觉得心里沉甸甸的，但他们在纠结之后选择给李奶奶做心理工作，相信医护团队。

进入肿瘤放疗中心的那一刻，李奶奶紧张得手心一直在冒汗。来到 CT 定位等候区时，她甚至是被女儿用轮椅推进来的。她不是无法行走，而是十分担心身体无法承受放疗。她既害怕又焦虑，因此她的心理防线首先崩溃了。

接待李奶奶的是非常有经验的章护士。章护士迎上前去，俯身在轮椅前，轻声细语地为李奶奶讲解定位的流程，并耐心地回答李奶奶和家属提出的所有问题。

"您别担心，我有一位长辈像您一样，有不少基础病，但也顺利完成了治疗。每个人病情不同，我们的治疗方案也不同。您要相信我们，精神撑住了，身体才更有劲儿！"这番话极大地宽慰了李奶奶，章护士的眼神中不仅有理解和共情，更有坚定与决心。就这样，章护士始终鼓励着李奶奶，双方配合得很好，顺利完成了定位。

"原来这根本不可怕，下次我不用轮椅了！"如释重负的李奶奶跟女儿说。

这份皆大欢喜之后蕴含着医护团队的通盘考虑、因地制宜与精心设计，当然也少不了医患之间珍贵的信任。

李奶奶准备接受治疗时，主治医生仔细研究了她的病历，并在科内讨论中充分说明：这是一位高龄且有多种基础疾病的患者，长期在北京协和医院心内科和呼吸科看病，目前心脏以及呼吸道情况在各科充分评估后比较平稳。

在准备放疗方案时，医生不仅考虑了她的乳腺癌病情，还充分考虑了其他情况。只有这样才能确保治疗既达到预期效果，又不会对患者的其他器官造成伤害。

接着，李奶奶的治疗方案被传给放疗室的物理师，如何实现预期治疗目标成了物理师极具挑战的任务。物理师为李奶奶制定了 6 个不同的方案，目的只有一个，就是确保治疗的每一次照射都能精确地命中肿瘤，并尽可能地减少对周围正常组织的损伤。最终，通过与医生的反复权衡和研究，物理师为李奶奶制定了一套最适合的方案。

而后，每次治疗的实施都少不了技师的参与，他们是治疗的实际执行者，要确保每一次治疗都严格按照医生和物理师的方案进行，避免偏差。同时，技师对每一位患者都高度负责。技师在治疗期间非常照顾李奶奶，反复叮嘱她治疗期间有任何不适要及时反馈。第一次放疗时，李奶奶因为心里依旧有些害怕而招手示意中断治疗，经过技师们的耐心解释，她才调整好心态，完成了治疗。

正是因为这样，李奶奶顺利完成了放疗。每次回医院复查，她都会顺路感谢那些帮助过她的医生、护士、物理师和技师："这些小伙子、小姑娘，给了我第二次生命！"

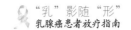
5 年后，李奶奶的女儿小兰也被检查出患有乳腺癌。面对这样的不幸，小兰并没有像母亲当年那样感到恐惧和无助。因为她知道，那个帮助过母亲的医疗团队会出现在她的身边，带给她希望和力量。

小兰找到了当年她母亲的主治医生："你们最了解我母亲的病情，我跟母亲拥有相同的基因，我们的病情也许会有相似之处。我相信你们，就像我母亲当年相信你们一样。你们不仅是医生、护士、物理师和技师，更是我们一家的守护天使。"

这就是信任的传承。这种力量不是瞬间建立起来的，而是基于当事人长时间的努力和坚持逐渐积累起来的。在这个过程中，每一位医疗工作者都付出了汗水与努力，用专业知识和爱心为患者带来了希望和力量。而患者也为医疗团队带来了信任和尊重，这是他们最宝贵的回报。当这种信任在医患间流动起来，由此形成的良性循环是抵抗病魔的重要基础。

15

放疗的皮肤反应：从红肿到温润的重生

　　放疗对皮肤的影响是暂时的，大多数患者的皮肤都会经历一个从红肿发黑到温润重生的过程。希望每位乳腺癌患者在接受放疗时都能得到合适的指导和照顾，希望每位患者的皮肤都能尽快恢复健康。

"乳"影随"形"
乳腺癌患者放疗指南

在接受放疗时，皮肤的不良反应是一个十分常见而又令人担忧的问题。许多患者经常问："医生，为什么我的皮肤会变红、变黑？我还感觉痒痒的。""这种变化是永久的吗？我会不会一辈子都这样？""我的皮肤需要多久才能恢复原样？"等等。

恢复健康后，人们会追求美丽，这是很正常的。很多患者都明白放疗的射线对皮肤有破坏性，所以格外关注放疗时的安全防护。在治疗时，很多患者都会问我一个问题："医生，我身上贴了一个蜡膜（如下页图所示），它是不是用来保护皮肤的呀？"

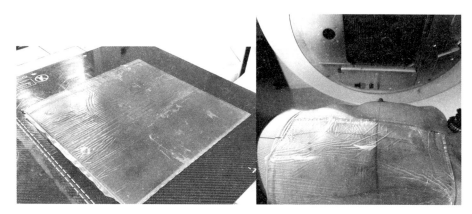

剂量补偿膜

　　首先解释一下，这个膜的专业名称是剂量补偿膜，其主要材料由塑料、石蜡、合成橡胶、水等组成，它是一种人体组织的等效物质（射线吸收比例与人体组织类似）。这种物质是均质的，有适当的弹性，对体表有不错的附着力。

　　其实，使用剂量补偿膜通常是为了提高皮肤剂量。乳腺癌手术后，肿瘤常常可能在胸壁皮肤或者皮下复发（如下页图所示）。使用剂量补偿膜可使射线的高剂量区域更加贴近使用了剂量补偿膜的一侧（更贴近皮层，同时远离器官或组织），这样可达到提高皮肤剂量的效果。

　　有些患者喜欢在放疗前涂抹一些保护皮肤的软膏，但正如许多医生反复强调的，这样的软膏应该在放疗后涂抹。如果在放疗前抹了厚厚一层软膏（尤其是在照射区域内），可能让高剂量位置更加接近皮肤表面，造成皮肤剂量较高，加

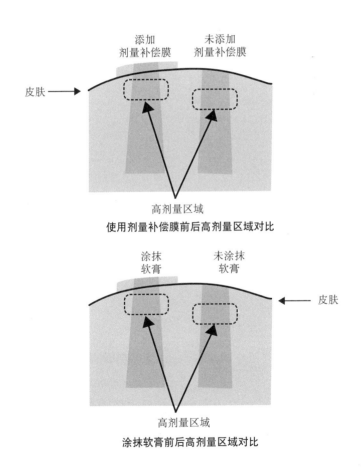

使用剂量补偿膜前后高剂量区域对比

涂抹软膏前后高剂量区域对比

重皮肤反应。所以，治疗前应该用干纸巾擦净局部皮肤的软膏。

换句话说，剂量补偿膜和软膏都不是放疗的"护具"，剂量补偿膜是调节放疗剂量的工具，而在正确的时间使用软膏才能起到保护皮肤的作用。

那么，患者关心的皮肤不良反应和保护修复问题，该如何解决呢？

我先来解释一下放疗为什么会导致皮肤反应。

放疗是通过高能射线照射，杀死肿瘤细胞或使其无法繁殖。但在这个过程中，周围的正常细胞也可能被误伤，受到一定的影响。皮肤是放疗射线途经的第一道门槛，所以非常容易受到射线的影响，出现不同程度的反应，特别是本来就存在皮肤松弛和容易产生皮肤褶皱的部位，比如腋窝、腹部、颈部等。

如果皮肤有皱纹，照射后皮肤表面会出现隆起和凹陷，即凹凸不平。在放射治疗时，特别是对有皮肤皱褶的区域进行照射时，凹面的剂量比凸面高（如下页图所示）。因此，患者和医生要格外注意，这些区域可能出现放射性皮炎。

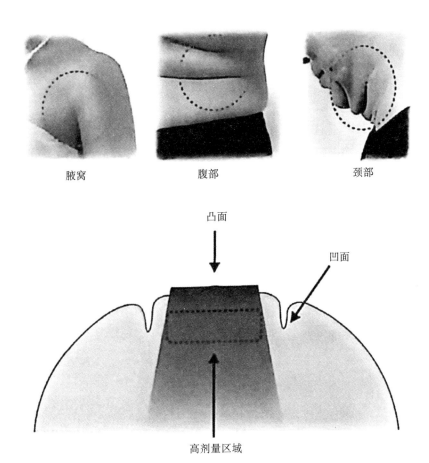

腋窝　　　腹部　　　颈部

凸面

凹面

高剂量区域

有皱褶的部位高剂量区域示意图

（图片来源于［日］荣武二、樱井英幸主编的《放射线治疗基础知识图解》）

141

那么，接受放疗照射的皮肤可能出现哪些反应呢？

一、红肿

皮肤可能变红，有温热甚至灼热感。

二、色素沉着

随着放疗次数的增加，皮肤可能会变黑。

三、瘙痒、脱屑

可能有瘙痒感，甚至会有轻微的脱屑或破溃。

这些皮肤反应是否会永久存在呢？这一点大家不必过度忧虑，大多数轻度至中度的皮肤不良反应在放疗结束后几周到几个月内都会逐渐消失。但重度反应可能需要更长时间才能消失，甚至可能留下永久的色素改变或疤痕。总体来说，随着时间的推移，大多数患者的皮肤状况都会得到明显改善，不用采取密集的皮肤修复手段。

皮肤因放疗而发生红肿、色素沉着、瘙痒、脱屑等，该如何护理呢？

一、避免刺激

尽量不穿或少穿紧身衣物，选择宽松、柔软的棉质衣物，避免使用含有香精、酒精等刺激性成分的化妆品或洗浴用品。

二、注重保湿

可以使用医生推荐的保湿霜或乳液，但要确保它们不含香精和其他刺激性成分。

三、避免阳光直射

放疗期间及结束后的几个月内，尽量避免阳光直接照射治疗区域的皮肤。

四、合理饮食

避免暴饮暴食，注意饮食卫生，不吃刺激性食物，多吃蛋白质类食物和新鲜蔬菜水果。

大部分医生通常会建议患者在放疗期间避免沐浴，因为热水可能加重皮肤反应。但患者应保持局部皮肤清洁，可用温水轻柔冲洗皮肤，避免揉搓、浸泡，避免刺激性沐浴产品，从而避免皮肤发生感染。

综上所述，放疗对皮肤的影响是暂时的，大多数患者的皮肤都会经历一个从红肿发黑到温润重生的过程。希望每位乳腺癌患者在接受放疗时都能得到合适的指导和照顾，希望每位患者的皮肤都能尽快恢复健康。

16

放疗期间的养生方

放疗期间，身体如同一位勇敢的战士，在与癌细胞进行对决。为了保证这位战士的战斗力，必须科学合理安排衣、食、住、行。

"乳"影随"形"
乳腺癌患者放疗指南

乳腺癌放疗期间，患者的身体和心理都面临着巨大的挑战。然而，无论何时，人生都绕不过"衣食住行"四个字。从这几方面多多注意调养与防护，放疗期间或许不会那么难熬。

如何吃、何时吃，不仅关乎身体的恢复，更与情绪的调适息息相关。放疗期间，身体如同一位勇敢的战士，在与癌细胞进行对决。为了保证这位战士的战斗力，必须科学合理安排饮食。

下面，我帮你制定一个合适的饮食策略。

一、蛋白质

蛋白质是构成"身体大厦"的基本"建筑单元",对于细胞的修复和重建至关重要。特推荐以下食物。

1. 鱼类。三文鱼、鳕鱼等均可食用,它们不仅富含蛋白质,还有丰富的不饱和脂肪酸,可促进细胞的正常生理功能,改善血液微循环,增强记忆力和思维能力。

2. 豆制品。豆腐、黑豆、绿豆等是植物性蛋白的极佳来源。

3. 奶制品。酸奶、奶酪等可以为身体提供高质量的蛋白质,增强体力。

4. 瘦肉。鸡胸肉、火鸡肉、瘦牛肉等均可食用,但要注意避免摄入过多脂肪。

注意事项:尽管蛋白质对身体至关重要,但摄入过量可能导致尿酸水平上升,因此有高尿酸血症风险的患者,应在医生或营养师的建议下适量摄入。

二、维生素、矿物质、抗氧化物等

维生素、矿物质和抗氧化物有助于减轻放疗的副作用。特推荐以下食物。

1.深色蔬菜，如菠菜、西蓝花等，营养价值比浅色蔬菜高。

2.水果，如蓝莓、草莓、苹果等，富含抗氧化物，对缓解放疗的副作用很有效。

3.全谷类，如燕麦、全麦面包等，可为身体提供能量和纤维素。

注意事项：水果是好，但部分水果糖分较高，有糖尿病的放化疗患者需要格外注意适量摄入。

三、水分

摄入充足的水分能帮助身体排出毒素，减轻放化疗给肾脏和肝脏带来的负担。

　　每日保证充足的水分摄入，确保身体的水分平衡，有助于减轻放疗带来的身体负担。如果很容易口渴，则需要适当增加饮水量。

　　注意事项：避免摄入过多含糖饮料，减少咖啡和酒精摄入，因为它们可能会加重脱水。

　　放疗期间，乳腺癌患者不仅要科学合理安排饮食，在衣、住、行等方面也要注意。

衣：要注意舒适与防护

　　尽量选择纯棉衣物，以减少对皮肤的刺激。

　　尽量以宽松的衣物为主，避免紧身服装，特别是对于照射区域而言，从而避免对皮肤的压迫和摩擦。

　　避免佩戴过多金属饰品，尤其是接受放疗的部位，以免干扰放疗效果。

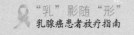
放疗饮食小贴士

1. 限制糖分摄入。过多摄入糖分可能加重身体的炎症反应，延缓恢复。所以要少食用含糖饮料、糖果和糕点，可适量食用新鲜水果。

2. 减轻食道反应。我们要对食道采取"柔情"饮食策略。有些需要照射锁骨上淋巴结区域的患者在放疗时可能会发生食道反应，如疼痛、灼热感等，可多选择软烂的食物，如米粥、面条、土豆泥、煮熟的蔬菜、果泥等，同时要避免辛辣、油腻、过热、过硬的食物。

放疗期间的饮食不需要太复杂。要留心身体变化，可视情况逐步调整饮食。记住，身体的每一个反应，都是在告诉你它的需求。

住：要注意光照与通风

要格外注意住处整洁，每天开窗换气，减少细菌滋生的机会。

平时喜欢在家晒太阳的病人要记住，避免过度暴露于阳光下，因为放疗期间皮肤可能变得十分敏感、干燥，久晒不利于皮肤恢复。

居所要保持合理的光照与湿度，适当的光照有助于调节情绪，而适中的湿度有助于皮肤保湿。

行：要注意安全与方便

要选择安全且便捷的交通方式，因为放疗可能会使患者感到十分疲劳。

放疗病人白细胞水平偏低，应尽量选择非高峰时段出行，避免久处人群拥挤的地方，以降低感染风险。

外出时，一定要随身携带与治疗相关的物品，如社保卡、药物等，为突发状况做好准备。出门时，要根据天气选择合适的衣物，要防止太阳直射或冷风直吹，特别是照射部位。夏天外出一定要携带遮阳伞或雨伞，以避免阳光直射或淋雨。冬天外出要做好保温措施，防止寒风侵袭本就脆弱的身体。

综上，放疗期间乳腺癌患者应格外关注日常生活中的细节，为身体恢复做好各种保障。

17

多听听身体的"声音"

身体在放疗后出现的各种"声音"都是它主动给予我们的信息，它在告诉我们它的需求和感受。与其害怕和忧虑，不如积极与身体"对话"，用爱和关心帮助它走向康复之路。

"乳"影随"形"
乳腺癌患者放疗指南

放疗后，身体会经历一系列变化。这些变化是暂时的，但也可能持续一段时间。身体有时候会通过各种"声音"告诉我们它的感受，这些声音有时让我们非常忧心。在这种情况下，学会与身体对话，并采取相应的措施，才能够帮助身体尽快恢复。

曾经，有位比较敏感的患者余女士，第一次放疗后，对我说"一切无恙"。第二次放疗后，她突然紧张地走进诊室，用手捂着胸口，问我："医生，我觉得我的皮肤好像有点不对劲，是不是治疗出了什么问题？"她的声音里充满了重重的担忧，甚至有一丝恐惧。

原来，余女士第二次放疗后发现胸部皮肤变红了，有时甚至有瘙痒感。"晚上睡觉的时候，我觉得皮肤会发烫，那种感觉就像有发热贴贴在我皮肤上一样。"她十分担心，难道乳腺癌复发了？我帮她看过皮肤后说："您放心，这是放疗后的正常反应。这代表皮肤正在与外来伤害做斗争，并且正在努力恢复。这些小小的不适，只是身体在向我们汇报它的恢复进程。"

"哦，原来是这样……"余女士顿时舒了口气，"还好我问了您。"

一、皮肤在"讲述"：我为何会发烫、变硬

放疗后，你可能会发现治疗区域的皮肤红红的、热热的，就像晒伤了一样。实际上，这是放射线在作怪。放疗是使用高能射线绞杀肿瘤细胞，但在这一过程中，放射线会穿越皮肤，对皮肤的表皮和真皮层产生一定的影响。这种影响可能导致皮肤的局部炎症反应，从而使皮肤出现红润和温热的现象。

放射线对皮肤的伤害会激活身体的自我修复机制。为了修复受损的皮肤细胞，身体会自然地增加受影响区域的血流量，带来更多的氧气和营养物质，这就是皮肤看起来相对红润的原因之一。

同时，皮肤在受到放射线的影响后也可能出现轻度炎症反应，这种反应源于身体对外部伤害的自然防御机制。炎症反应会导致皮肤细胞释放一系列炎症介质，从而引发皮肤的红润、肿胀和热感。随着放疗的进行，皮肤还会变得干燥、紧绷，甚至出现轻微的脱皮。乳晕区域的皮肤尤其容易变硬。

以上大多数皮肤反应都会随着时间的推进逐渐消失。一般情况下，几周到几个月后，皮肤就会慢慢恢复到原来的状态。但是，重度反应可能需要更长的时间来恢复，甚至可能留下疤痕或发生色素改变。

二、身体的"抗议"：我为什么会头晕、恶心

放疗还可能对脑部某些区域造成暂时影响，引起头晕、恶心。原因大概有以下4点。

1. 代谢改变

受到放射线影响的正常细胞可能在修复过程中产生一些代谢产物，这些代谢产物会通过血液循环传播，导致全身性的症状，如恶心、头晕等。

2. 应激激素的变化

在治疗过程中，身体可能释放更多的应激激素（例如皮质醇），这些激素会影响胃肠道的运动和分泌，进而导致恶心、呕吐。

3. 体质差异

不同个体对放射线的反应是不同的，有些人更容易出现头晕和恶心的症状。这与个体的基因、身体状态、以往的就医史等因素有关。

4. 心理因素

基于放疗的心理压力和焦虑也可能导致一些生理症状，如头晕、恶心等。此外，放疗造成的体能消耗会使血糖和血压发生轻微的变化，引发头晕不适。

遇到这些情况务必及时与医生沟通，医生会给予相应的建议或调整治疗方案。平时，要多休息，避免突然站起来，以减少头晕的风险。此外，选择清淡的、易消化的食物，避免油腻和刺激性食物，可以缓解恶心的症状。

三、身体的"请求"：我十分疲劳

放疗是一个消耗体能的过程，乳腺癌患者在放疗后感受到疲劳是多重因素共同作用的结果。

1. 炎症反应

放疗会引发体内的炎症反应，身体由此会产生一些疲劳相关因子（如炎症细胞因子），它们在身体内的分布会增强疲劳感。

2. 免疫系统的压力

放疗会给免疫系统带来一定压力，免疫系统在努力修复受损的正常细胞时，会在一定程度上降低身体的整体能量水平。

3. 情绪波动

治疗过程本身及其带来的身体变化可能引发一定的情绪波动，如焦虑、抑郁等，从而加剧疲劳感。

4. 心理压力

面临癌症，患者可能会经历睡眠质量下降、情绪紧张等，这会加剧疲劳感。

5. 活动量减少

由于放疗和其他治疗的影响，由于体能水平降低，患者会减少日常的体力活动，这反过来又会导致体能下降。

6. 饮食的变化

放疗可能导致食欲减退、消化不良等问题，影响患者的营养摄入，进一步影响体能，加剧疲劳。

实际上，放疗后，除以上3种情况，身体还会遭遇一些潜在风险。

一、淋巴细胞减少与免疫力下降

放疗可能影响骨髓，导致白细胞尤其是淋巴细胞的数量下降。淋巴细胞能保卫我们不受病毒和细菌的侵害，它的减少可让我们的身体变得脆弱、易受侵害。

生活建议：避免久处人群密集的地方，保持手部卫生，及时接种疫苗，定期进行血液检查。

二、淋巴水肿

放疗可能影响淋巴管的正常功能，导致淋巴液在某个区域停滞，形成水肿。

生活建议：学习淋巴引流技巧，穿适合的衣服，避免受伤或感染，定期进行身体检查。

三、肺部纤维化

放疗可能会影响肺部细胞，导致部分肺组织被结缔组织替代，从而影响肺的正常功能。也就是说，你的肺部曾经是一块柔软、有弹性的海绵，但现在它可能因为放疗而变得十分僵硬，变成风干的海绵。

生活建议：避免吸烟，保持室内空气新鲜，定期进行肺功能测试，多进行呼吸锻炼。

四、心脏并发症

心脏是我们生命的舵手，它每天都在默默地支持我们。如果放疗涉及心脏区域，长期来看可能导致心脏组织受损，增加心脏发生疾病的风险。

生活建议：保持低盐饮食，定期锻炼，避免吸烟和摄入过多酒精，每年进行心脏功能检查。

五、骨密度降低

放疗若涉及肩关节或者上肢骨骼，可能影响该区域骨骼的新陈代谢。若长期服用治疗乳腺癌的内分泌药物，还会导致骨密度降低，增加骨折风险。

生活建议：摄入足够的钙和维生素 D，多做有氧锻炼，定期进行骨密度检查。

每个乳腺癌患者的治疗体验和身体反应都是独特的。这些放疗引起的潜在副作用不是必然会出现，但了解它们可以帮助你做好各种准备，更好地照顾自己。

另外，要记住，与医生保持密切沟通、定期进行身体检查、采取积极的生活方式，都是保持健康、应对放疗后潜在副作用的有效策略。

　　总之，身体在放疗后出现的各种"声音"都是它主动给予我们的信息，它在告诉我们它的需求和感受。与其害怕和忧虑，不如积极与身体"对话"，用爱和关心帮助它走向康复之路。

18

乳腺科医生的内心"舞台剧"

在对抗癌症的战斗中，医生和患者是并肩作战的伙伴。他们一起面对困难，一起庆祝每一个小小的胜利。在这个过程中，相互的理解、支持和信任是他们最宝贵的力量。

"乳"影随"形"
乳腺癌患者放疗指南

乳腺癌患者通常面临着巨大的压力。作为医生，无论在治疗上还是在情感上，我们必须成为一个关键支点。然而，医生非草木，内心也常常涌动着强烈的情感。有时，面对患者的各种请求，医生内心会上演"舞台剧"。

情景一：

"医生，我能多占用您一点时间吗？"

"呃，好的。"

小莉完成乳腺癌放疗后，每次来复查，她都会带一本子问题，希望医生帮她一一解答。

进门、坐下、拿本、掏笔、抬头，这是她进入诊室的一连串动作。她的本子里写满了问题，她的脸上也满是求知欲。关于放疗的问题，关于饮食的问题，关于生活习惯的问题，她似乎永远都问不完。

"医生，我放疗后可以吃辣吗？我特别想吃火锅。"

"我能去爬山吗？爬山时穿什么衣服比较好？"

"我还能游泳吗？"

"我以后过安检的时候要注意什么吗？"

……

医生微微皱眉，但这不是因为她的问题多，而是因为她的问题里总是带着一种强烈的焦虑和不安。

下一位患者的预约时间到了。小莉这才收拾好她的小本

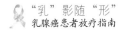

子，感激地说："谢谢医生，我下次还会来的。"

看着小莉离开的背影，医生长长舒了一口气。虽然小莉的问题有时会让他烦躁，但一看到她满足的笑容，他就觉得一切都值得。虽不能帮助患者承担痛苦，但能理解他们的担忧和恐惧，也是极好的。对医生来说，倾听和安抚也是工作的一部分。

医生的内心独白："亲爱的患者，我理解你的担忧，我会尽我最大的能力给你提供必要的支持和帮助。这不仅关乎我们与疾病的战斗，也关乎我们之间的信任。"

情景二：

"医生，您为什么非要禁止我跑步？"

"我真的是为你好呀！"

38岁的张女士是个超级热爱跑步的乳腺癌早期患者，平时雷厉风行，行事果决。确诊后，她坦然接受并迅速进行了手术。为巩固治疗效果，医生建议她进行放疗，并特别强调："放疗期间，尽量避免剧烈运动。"

然而，张女士似乎并没有听进去这条重要叮嘱。每天清晨，当大多数人还在梦乡时，她已经出现在公园的跑道上，和往常一样气喘吁吁地跑步。医生在后续的随访中发现，张女士的患侧肢体出现了明显的疼痛，而且皮肤有一些不良反应。

医生困惑地询问："我之前不是和您说过放疗期间要避免剧烈运动吗？"

张女士连珠炮一般回答道："医生，您不懂，断了我的吃喝可以，但不能断了我跑步。跑步是我生活的一部分，是我应对困难的动力。这段时间身体确实有些不适，但我不想因为病魔而放弃我热爱的事。"说完，张女士的眼眶有些湿润。

医生沉默了片刻，深深地叹了口气："我明白您的决心和热爱，但身体健康应该放在首位。跑步是为了健康，对不对？但现在跑步可能会影响健康。"接着，医生打开检查报告，向她详细解释放疗期间过度运动为什么会给她的身体造成伤害，并建议她调整运动方式，比如通过散步或瑜伽调养身体。

"我知道，在您生命中跑步可能代表了您对健康的追求，是您精神支柱的一部分。但现在看来，暂停跑步而选择其他更温和的运动方式，也许才是更明智的选择。"医生说。

张女士听后，轻轻点了点头："谢谢医生，我会听从您的建议。"

后来，医生得知，这位执拗的张女士参加了一个瑜伽小组，她的身体状况在逐渐好转，精神状态更胜从前。医生明白，每个患者都有自己的坚持和信念，而医生的责任，是引导他们走向健康。

情景三：

"医生，能多给我开几张假条吗？"

"当然，如果情况允许的话。"

病假条是休病假的证明，很多患者因治疗需要更多的休息时间，会向医生提这样的请求。

医生的心声："我的目标是确保你的健康和安全，我会在符合医学伦理和规定的前提下，为你提供最大的便利和支持。"在乳腺癌的治疗过程中，医生不仅是治疗的执行者，也是患者的守护者。所有患者的独特情感和需求，都可能触动医生的内心。在处理患者的合理请求或不情之请时，医生会在尽可能满足患者合理需求的同时默默守护医学伦理底线。

情景四：

"医生，我以后能一直找您复查吗？"

"我会尽我所能，一直守护你。"

听到这样的话，医生一般都是非常高兴的。这样的话通常反映了患者在漫长的抗癌路上的不安和担忧，同时也真真实实反映了患者对医生的认可、信任和依赖。一般来讲，患者需按照具体医院、具体科室的相关就诊规定就诊。即使如此，医生仍可能许下承诺："虽然我无法保证每次都亲自为你服务，但我能确保你将得到我们团队最专业的治疗。你追求健康的旅程，我们一直都在。"

有人说，医患关系是有隔阂的，医院是冰冷的，医生是冷漠的。对此，我想说，这样的认识太过绝对、失之偏颇。在与患者的交流中，医生会感受到生命的脆弱和坚强，能体会到患者的艰辛和不易。

对医生来说，患者的一句"谢谢"就是对他们最大的肯定和鼓励。

在对抗癌症的战斗中，医生和患者是并肩作战的伙伴。他们一起面对困难，一起庆祝每一个小小的胜利。在这个过程中，相互的理解、支持和信任是他们最宝贵的力量。

19

当放疗与生活"撞车"……

　　乳腺癌患者的生活就像悬崖边的华尔兹，每一个选择、每一个动作，都包含一些危险，却也代表着对生命的热爱和尊重。希望每一位患者都能在这支"舞蹈"中找到自己的节奏，跳出最美的舞姿。

"乳"影随"形"
乳腺癌患者放疗指南

放射治疗作为治疗肿瘤的重要手段，目前已经被广泛应用，但是放疗期间什么能做、什么不能做常使患者感到焦虑和担忧。

　　治疗是为了生存，也是为了之后更好地生活。对于乳腺癌患者来说，放疗虽然是一个非常重要的治疗步骤，但它所需的时间并不短。在这个过程中，如何在日常生活、繁忙工作和治疗之间找到平衡，确实是个挑战。

　　作为一名放疗科医生，我常遇到病情各异的病人，而他们所需要面对的生活也不尽相同。

　　小萍是一位让我印象非常深刻的患者，她在乳腺癌手术后来到我们科室进行后续的放疗。与我首次会面时，她的眼中居然噙着泪水："医生，我想生孩子是不是天方夜谭？"

　　小萍的眼中充满了对未来的不确定和担忧，甚至还有一丝绝望。

　　小萍的担忧与她的经历有关。她结婚很晚，事业上成功的她一直有一个遗憾：没有要上孩子。她和丈夫为了要孩子尝试了很多方法，但意外比希望更早来到——她确诊了乳腺癌。手术虽然很成功，但如果要接受放疗，一定会影响怀孕。

　　小萍十分焦虑，她担心自己在完成必要治疗后，本来就状况不佳的身体不能顺利怀孕、顺利生产。

　　我们深入研究了她的病历，进行了多次讨论，并与她进行了多轮沟通。我们最终得出一个可谓细致入微的放疗方案，旨在最大程度上减少放疗对她身体其他部位的影响，特别是与生育相关的部位。

　　小萍拿到方案时，看起来依然十分担忧，我们团队的人都看得出来。但她很勇敢，在我们的鼓励和她丈夫的支持下，她决定接受治疗。

在整个放疗过程中，我们团队严格遵循治疗方案，尽可能确保每次治疗的精准度，密切关注她的身体反应和心理状态，并随时对治疗方案进行必要的调整。

5个星期后，放疗正式结束，我们建议小萍适当休养，降低工作强度，慢慢培养运动的习惯，减轻心理负担，等待合适的时机尝试怀孕。

小萍的身体恢复得相当好。两年后，她怀孕了。她怀孕后选择在我们医院建档。当我们在门诊看到她来报喜时，所有人都忍不住鼓起了掌。我们由衷为她感到高兴，也为自己团队打了一场胜仗而欣喜。

当初，小萍的病情与她的生活"撞了车"，她十分惊慌。我们给了她专业的治疗和细致的照护，她以信任和勇敢一搏回报我们。这不仅是她和她丈夫生活中的一个新阶段，也验证了我们的努力没有白费。

小萍的故事，对我们团队来说意义重大，带给我们很多感悟。它让我们认识到，我们不仅是治疗疾病的医生，更是患者健康的责任人。我们要理解患者对生存的渴望，更要认可他们对后续美好生活的追求。治疗是为了今后更好的生活，我们需要在专业的治疗中注入更多的人文关怀，帮助患者走过生命中这一段艰难旅程。

在感人的故事之外，我还有一些小建议，希望大家在这特殊的阶段更好地调整自己，平衡好治疗与生活的关系。

一、时间、地点规划

1. 选择合适的放疗中心。选择离你工作地点或住所较近的放疗中心，可以节省很多时间，提高放疗积极性。

2. 尽快预约。在放疗之前，尽快与治疗中心预约，了解可能的治疗时间和周期，有助于你提前调整工作、生活计划。

3. 合理安排工作时间。如果可能的话，与你的工作单位和同事好好沟通，看看是否可以调整工作时间，使其与治疗

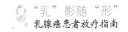
时间更为匹配。

二、工作调整

1. 开诚布公地告知你的上司和同事你的特殊情况，他们会更加理解你，并为你提供帮助。

2. 与上司沟通，看是否可以暂时调整一下你的工作量。

3. 学会说不。如果感到不适，不要强迫自己完成大量工作，务必为自己留出休息的时间。

三、情绪、心态调整

1. 保持积极心态。你一定要明白，放疗是为了更好的生活，所以务必保持积极心态。这样有助于你更快地恢复和调整自己的情绪。

2. 寻求心理支持。求助专业心理咨询师，或参加乳腺癌患者互助小组，有助于你获得足够的心理支持。

四、身体照护

1. 适量运动。根据自己的身体状况，选择一些轻度运动，如散步、瑜伽等，这有助于放松身心，促进身体恢复。

2. 充分休息。确保每天有足够的休息，如果可能的话，工作间隙也要常常小憩片刻，这可以帮助身体和心理放松。

3. 避免过度劳累。在日常工作和生活中，务必尽量避免过度劳累。

乳腺癌患者的生活就像悬崖边的华尔兹，每一个选择、每一个动作，都包含一些危险，却也代表着对生命的热爱和尊重。希望每一位患者都能在这支"舞蹈"中找到自己的节奏，跳出最美的舞姿。当然，最重要的是，当放疗与生活发生冲突时，要听从自己身体的声音，勇敢说出自己的需求，与医生、家人和工作伙伴保持良好沟通，真正平衡好工作与生活。

20

这是一场身心的"复兴"

　　乳腺癌放疗后，身体与心灵的修复是一个长期的过程，这需要患者、家人、医生和社会共同努力。如此，患者才能真正实现身心的"复兴"。

"乳"影随"形"
乳腺癌患者放疗指南

对很多人来说，完成乳腺癌的治疗可以视为一个巨大的里程碑，值得庆贺。殊不知，在这之后，与疾病的斗争来到了另一个层面。当身体的伤口开始愈合，心灵的创伤可能仍在继续。这一路上，患者可能面临自我认知的困惑、自尊心的打击、性生活的困扰等问题。

在关注身体健康的同时，如何调整心态，让身心都走向康复，是每一个乳腺癌患者都需要思考的问题。

放疗会导致身体的外在变化，如皮肤色素沉着、乳房形态改变等，这些变化也许会让患者感到震惊、难过、自卑等。这一系列的情绪波动，可能会带来焦虑甚至抑郁，导致身体出现一些不适，影响身体的恢复。

一、面对变化的第一步应该是正视变化，这就需要我们重新认识身体与心灵的关系

每个人的身体都是独特的。经历乳腺癌治疗后，身体难免出现一些可逆或不可逆的变化，但这并不妨碍你仍然是一个有价值、有魅力的人。

变化不等于"失去"，相反代表着"增加"。乳腺癌治疗中的手术和放疗并不意味着你的身体"少"了什么。相反，你经历的这些挑战和变化增加了你的阅历、价值，丰富了你的人生经验。不要用身体变化来否定自己，而应该将其视为抗击疾病的勇敢印记。

有时候，人的身体的恢复能力远远超乎我们的想象。我

曾经接诊过一位叫小锦的患者，她的故事让我感慨，让我惊叹。

小锦在事业、生活一帆风顺时罹患乳腺癌，因为工作繁忙，没有及早发现。等确诊时，小锦的病情已经相当严重，她不得不接受单侧乳腺癌根治手术。乳腺癌根治术是针对乳腺癌的常见外科治疗手段。具体而言，乳腺癌根治术是指切除乳房、胸大肌、胸小肌、腋下所有淋巴结和脂肪组织，以及胸大肌筋膜。而且，对她而言，化疗、放疗、靶向治疗、内分泌治疗，一个都不能少。

小锦经历过沮丧、愤怒甚至厌世，家人一度担心她会自杀。但小锦骨子里是坚强且热爱生命的，她积极接受一切后续治疗。她放疗结束后回到医院接受半年一次的复查时，我们整个医疗团队对她的状态惊讶不已。她气色很好，肤色透亮，眼神充满活力，头发茂盛，与半年前略显苍白和疲倦的模样形成鲜明对比。

小锦说，她调整了工作状态，重新拾回了生活的乐趣。她用以前加班的时间与家人和朋友外出旅行，用以前熬夜的精力积极参加社交活动、关注健康饮食，每天早起散步，还尝试了瑜伽。这不仅改善了她的身体状况，还让她变得不再焦虑。

"我只是拿出当年创业的闯劲儿来重新对待自己的生命。我失去了身体的一部分，但我要加倍对自己好，我要从心灵层面补偿自己。"她的笑容如春风般和煦，她说自己好像"重生"了。

自信不止建立在外貌上，更建立在内在的勇气、坚韧和自尊上。请记住，你仍然是一个有价值、有魅力的个体，这些品质不会因为身体的改变而改变。

换句话说，你并没有失去，而是拥有了全新的自己。

二、面对变化的第二步是接受，这需要我们认清身体与自信的关系

切除乳腺后，一些患者可能会觉得自己不再美好了。乳房是女性的标志之一，也是身体曲线的一部分。乳腺切除手术和放疗可能对乳房形态产生影响，进而影响女性的自信。

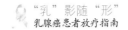
然而，相比外在形象，内在的勇气、坚韧更加容易让女性散发魅力。这时，接受身体的新常态是必要的。了解并接受变化，通过合适的内衣和假体重塑外在形象，不仅可以提升自信，还可以促进身体恢复。

最重要的是，你要时刻提醒自己："我仍然是一个有价值、有魅力的独立个体，我身上那些曾经闪闪发光的品质并没有因为身体的改变而减少一分一毫。"

我看过一组残疾运动员的人体摄影作品，很是震撼。他们有的缺失了腿，有的缺失了胳膊，但他们依然健壮，力量感与美感并存。我全然被他们身上所散发的力量所吸引。面对身体的改变，重新建立认知需要时间。无论如何，请积极面对，时间一定会给你一个满意的答案。

三、面对变化，我们还需要一些"情感外挂"

在漫长的治疗及恢复期，伴侣的理解和支持是非常重要的，好的伴侣可以帮助你渡过这一难关，在情感上给予你良好支持，甚至可能帮助你重建心灵。能遇到一个对你不离不弃，能接受你的情绪，能支持、鼓励你的伴侣，绝对是"三生有幸"。

我曾听说过一对夫妻的故事。妻子被检查出患有乳腺癌，同时丈夫被检查出患有直肠癌。面对这样残酷的事实，夫妻俩先是震惊到久久不能平复，后来他们相视苦笑，选择接受这样的结果。

夫妻俩一起在饭店大吃一顿北京烤鸭，庆祝他们"夫妻变癌友"，然后选择住院接受治疗。与此同时，他们一起探讨如何迎接不确定的未来。

那段时间，他们不再因为赚钱而过度劳累，也有了新的相处之道。妻子不再计较那么多，丈夫也不再胡吃海塞。

治疗之余，他们相处的时间反而多了起来。除了接受各种检查和治疗，他们一起感受、回忆、复盘他们的生活、工作和婚姻。面对凶猛和反复的病情，他们只能放慢脚步。即使治疗这条路很苦，我们每天都能看到他们的笑脸。

"这生命大礼包不是白给的，我以前觉得很痛苦，现在觉得很幸福。"

我有一位病人王女士，她和爱人的故事也让我十分触动。得病前，王女士是个标准的美女，而且她事业成功、婚姻美满。但被乳腺癌夺去一侧乳房后，她变得十分古怪、拧巴，整日在各种整形医院及整形机构间穿梭往来。

"我现在没办法和我老公相处。他离我近一点儿，我都难受。我每天晚上就差穿高领衫睡觉了。"王女士无法接受自己的变化，因此认为伴侣也无法接受自己。焦虑、慌张、恐惧让她变得神经兮兮。

有一天，她老公喝醉了酒，抱着她哭诉："我本以为自己接受不了'不完整的你'，但看你整日这样，我发现自己更接受不了'不快乐的你'。你不要为了我去做什么整形手术。你是我的爱人，只要你在，我就是完整的，家就是完整的。"

当她老公把手放在她胸前对她说"我爱你"时，她大哭了一场。从那之后，她再也没寻思过整形。

如果在治疗过程中感到非常焦虑、抑郁，或出现了其他情绪问题，除去向伴侣、亲友寻求支持外，我更建议寻求专业心理咨询师或心理医生的帮助，通过咨询来调整心态。这样的专业人士接手过很多相似案例，有很多经验，更有力量给予你有效的支持。

另外，也可参加乳腺癌患者互助小组，通过与其他患者交流经验，你可以得到有效的支持和鼓励。

乳腺癌放疗后，身体与心灵的修复是一个长期的过程，这需要患者、家人、医生和社会共同努力。如此，患者才能真正实现身心的"复兴"。